Eva Marbach

Gesundheitsratgeber Gicht

Gicht mit Naturheilkunde und Schulmedizin erfolgreich behandeln

EMV

Gicht war früher eine Erkrankung, die zu schweren Gelenkdeformationen und Invalidität geführt hat. Den modernen Diagnose- und Behandlungsmöglichkeiten ist es zu verdanken, dass die immer noch häufige Gicht nur noch selten solch einen schweren Verlauf nimmt. Außer der Schulmedizin kann auch die Naturheilkunde dazu beitragen, dass man auch nach vielen Jahren als Gichtpatient noch gut zu Fuß ist.

In diesem Buch werden die Körpervorgänge bei Gicht erklärt und was sie für Folgen haben können. Verschiedene hilfreiche Methoden aus Naturheilkunde und Schulmedizin werden vorgestellt. Tipps zur Vorbeugung runden das Buch ab.

Über die Autorin:

Eva Marbach, Jahrgang 1962, ist seit 1989 Heilpraktikerin. Im vorliegenden Buch widmet sie sich der Gicht und ihren Behandlungsmöglichkeiten. Da Eva Marbach ein harmonisches Miteinander von Naturheilkunde und Schulmedizin am Herzen liegt, werden beide Behandlungsrichtungen in diesem Buch berücksichtigt. Im Internet schreibt und betreut Eva Marbach zahlreiche Webseiten zu Gesundheitsthemen.

Eva Marbach

Gesundheitsratgeber Gicht

Gicht mit Naturheilkunde und Schulmedizin erfolgreich
behandeln

Eva Marbach Verlag

Bibliografische Information der Deutschen Nationalbibliothek

Die Deutsche Nationalbibliothek verzeichnet diese Publikation in der Deutschen Nationalbibliografie; detaillierte bibliografische Daten sind im Internet über http://dnb.d-nb.de abrufbar.

Originalausgabe

Eva Marbach Verlag, Breisach

Copyright © 2010: Eva Marbach Verlag, Breisach

http://eva-marbach.com

Umschlaggestaltung: Eva Marbach

Herstellung: Books on Demand GmbH, Norderstedt

Printed in Germany

ISBN-10: 3-938764-18-X
ISBN-13: 978-3-938764-18-3

Inhaltsverzeichnis

5

Gicht - Arthritis uriatica

Dank unserer üppigen Lebensweise ist die Gicht heutzutage aktueller denn je.

Die Gicht ist eine Stoffwechselerkrankung, die mit zerstörerischen Gelenkentzündungen und Schädigungen der Niere einher geht.

Der medizinische Fachbegriff für die Gicht, Arthritis uriatica, deutet auf die Beschwerden (Arthritis = Gelenkentzündung) und auf die Ursache (Uriatica = Harnsäure) hin.

Die Erkrankung steht im engen Zusammenhang mit einer fleischreichen Ernährung.

Zwar bietet die Medizin wirksame Medikamente, sodass die Gicht nicht mehr zu entstellenden Gelenken führen muss. Doch viele Menschen erkranken an leichten Formen der Gicht und ihrer Vorstufe.

In den Industrieländern ist eine reichliche Ernährung mit viel Fleisch auch für ärmere Menschen erschwinglich geworden.

Der hohe Fleischanteil bewirkt bei entsprechend veranlagten Menschen ein Stoffwechselproblem. Das Abbauprodukt Harnsäure kann nicht ausreichend ausgeschieden werden. Stattdessen sammelt sich die Harnsäure im Blut, in den Gelenken und in der Niere an. Dort verursacht sie Schäden, die teilweise sehr schmerzhaft und teilweise gefährlich sein können.

Mit einer einfachen Ernährungsumstellung, ohne extreme Kasteiung, geeigneten Medikamenten und Methoden aus der Naturheilkunde kann man seine Neigung zu Gicht in den Griff bekommen.

Wer erkrankt?

Von der Gicht sind vor allem Männer betroffen, meistens ab dem mittleren Alter, manchmal aber auch schon früher.

Frauen erkranken eher selten an Gicht. Erst nach den Wechseljahren leiden vermehrt Frauen an Gicht. Vermutlich liegt das daran, dass das Hormon Östrogen eine Schutzwirkung gegen Gicht hat.

Bei vielen Gichtpatienten kann man eine familiäre Häufung beobachten. Enge Verwandte, beispielsweise Vater, Großvater oder Brüder litten oder leiden auch an Gicht. Eine Veranlagung zur Gicht ist also erblich und angeboren.

Eine ererbte Veranlagung für Gicht bedeutet aber nicht, dass man zwangsläufig an Gicht erkrankt. Es hängt stark von der Lebensweise ab, ob die Gicht ausbricht.

Wer leidenschaftlich gerne viel Fleisch isst, vor allem Eingeweide, ist besonders häufig von Gicht betroffen.

Auch bei Übergewichtigen und Menschen mit hohem Bierkonsum findet man überdurchschnittlich viele Gichtkranke.

Der klassische Gichtpatient ist also ein Mann über vierzig mit einem stattlichen Bierbauch, der mit Begeisterung seine Schweinshaxe verspeist.

Aber ein Gichtpatient kann auch ganz anders aussehen, beispielsweise jung und schlank. Sogar junge Frauen können an Gicht erkranken, wenn sie es mit dem Abnehmen übertreiben.

Körpervorgänge

Wenn man die Körpervorgänge bei Gicht versteht, dann versteht man auch, wie die Krankheit entsteht und wie sie sich entwickelt. Dadurch kann man auch leichter einsehen, warum man sich purinarm ernähren sollte. Auch andere Maßnahmen zur Gichtbehandlung werden einleuchtender.

Für das Verständnis der Gicht müssen wir ziemlich weit ausholen und tief in die Biologie der Lebewesen eintauchen.

Von den Zellkernen zur Harnsäure

Viele Lebewesen setzen sich aus Abermillionen von mikroskopisch kleinen Zellen zusammen. Diese Zellen enthalten Zellkerne, die die Erbsubstanz DNA enthalten. Die Erbsubstanz setzt sich unter anderem aus chemischen Verbindungen namens Purine zusammen.

Diese Purine spielen eine der Hauptrollen bei der Gicht. Solange die Purine als Bestandteil der Erbsubstanz beschäftigt sind, haben sie noch nichts mit Gicht zu tun.

Aber wenn man beispielsweise Nahrung isst, die viele Zellen und Zellkerne enthält, beispielsweise Innereien, dann werden die Zellkerne bei der Verdauung geknackt. Die Purine werden frei und gelangen ins Blut. Auch wenn körpereigene Zellen abgebaut werden, beispielsweise bei strengen Diäten, werden Zellkerne geknackt und Purine gelangen ins Blut.

8

Das Ergebnis ist also das gleiche, egal, ob man die Purine isst oder sie durch Zellabbau im eigenen Körper entstehen.

Im Körper werden die Purine chemisch umgebaut. Über Zwischenstufen werden sie in Harnsäure verwandelt.

Über die Nieren und den Harn und teilweise auch über den Darm wird überschüssige Harnsäure ausgeschieden.

In der folgenden Übersicht kann man diesen Ablauf sehen.

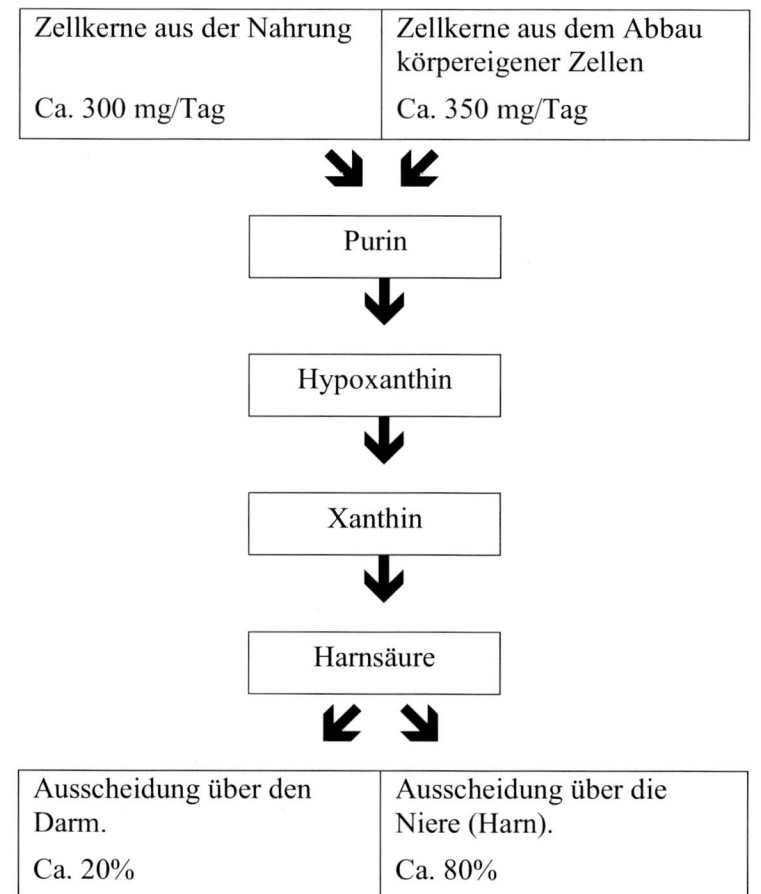

9

Was ist Harnsäure?

Harnsäure ist eine saure Substanz, die aus den Purinen gebildet wird, wie man im obigen Diagramm sehen kann.

Normalerweise wird Harnsäure vorwiegend mit dem Harn ausgeschiedenen. Daher kommt auch der Namensteil "Harn" der Harnsäure.

Eine gewisse Menge Harnsäure ist immer im Blut vorhanden. Sie ist also völlig normal und schadet nicht.

Nur wenn zu viel Harnsäure im Blut ist, kommt es zu Problemen.

Normale Harnsäurewerte im Blut

Die Menge der Harnsäure im Blut wird in ml/dl angegeben.

Nachfolgend eine Tabelle mit Normalwerten der Harnsäure im Blut:

Harnsäure-Normalwerte	
Frauen	2,5 bis 5,9 mg/dl
Männer	3,5 bis 7,0 mg/dl
Kinder	1,9 bis 5,9 mg/dl

Bis zu 6,5 mg/dl Harnsäure können im Blut gut fließen, ohne dass es zu Störungen kommt. Erst ab 6,5 mg/dl entstehen die schädigenden Harnsäure-Kristalle.

Normale Ausscheidung der Harnsäure

Beim gesunden Menschen werden 450 bis 800 mg Harnsäure pro Tag mit dem Urin ausgeschieden. Etwa ein Viertel dieser Menge wird zusätzlich mit dem Kot über den Darm ausgeschieden.

Die Niere gesunder Menschen baut die Harnsäure in den Harn ein, zusammen mit anderen Abfallprodukten des Stoffwechsels.

Gicht entsteht, wenn mehr Harnsäure im Körper hinzukommt, als die Niere ausscheiden kann.

Dann sammelt sich nach und nach immer mehr Harnsäure an, bis es zu schmerzhaften Ablagerungen kommt.

Zu viel Harnsäure im Blut

Wenn zu viel Harnsäure im Blut vorhanden ist, kann dies zu verschiedenen Schäden führen.

Zu viel Harnsäure kann sich dadurch im Blut befinden, dass der Körper die Harnsäure nicht gut genug ausscheiden kann. Das ist beispielweise bei der erblichen Veranlagung zur Gicht der Fall. Auch zu viel Alkohol, manche Medikamente und eine schwache Niere verhindern die ausreichende Ausscheidung der Harnsäure.

Auf der anderen Seite kann zu viel Harnsäure in den Körper gelangen. Dies ist beispielsweise bei purinreicher Ernährung (z.B. Innereien) der Fall. Auch strenge Diäten oder eine Chemotherapie-Behandlung können die Harnsäure-Menge im Körper ansteigen lassen.

Häufig kommen Gründe der beiden Gruppen zusammen, bis schließlich die Gicht entsteht. Das heißt, wenn jemand mit der entsprechenden Veranlagung sich außerdem purinreich ernährt, dann kommt es zur Gicht.

Ein Mensch ohne Veranlagung kann hingegen problemlos eine gewisse Menge purinreiche Nahrung zu sich nehmen, ohne Gicht zu bekommen. Und ein Mensch mit Gicht-Veranlagung bleibt beschwerdefrei, wenn er kaum purinreiche Nahrung isst.

Im Extremfall reicht jedoch auch ein einzelner Faktor, um die Gicht zum Ausbrechen zu bringen.

Harnsäure schädigt Gelenke und Nieren

Die überschüssige Harnsäure bleibt nicht einfach im Blut, sondern lagert sich an verschiedenen Stellen des Körpers ab.

Besonders reichlich lagert sich die Harnsäure in den Gelenken ab. Dort bildet sie scharfkantige Kristalle.

Diese Kristalle reizen die Gelenke und schmerzen bei Bewegung. In der Folge kommt es zu Entzündungen. Langfristig werden die Gelenke durch die Entzündungen und die scharfen Kristalle zerstört. Man erkennt das äußerlich daran, dass sie dick und knotig werden.

Auch die Nieren sind ein beliebter Ort zur Ablagerung der Harnsäure-Kristalle. Das Blut mit der überschüssigen Harnsäure fließt regelmäßig durch die Nieren. Wenn die Nieren es nicht schaffen, ausreichend Harnsäure in den Harn zu überführen, dann verbleibt ein Teil der restlichen Harnsäure in den feinen Kanälen der Niere.

11

Dort wirkt sie sich ähnlich aus wie in den Gelenken. Sie reizt die Niere und führt zu entzündlichen Prozessen und Zerstörungen. Nach und nach geht die Niere dadurch kaputt.

Bei weiter fortschreitender Gicht lagern sich Harnsäurekristalle auch noch in anderen Bereichen des Körpers ab. Typisch sind beispielsweise die Ohrmuscheln. Dort bilden sich dann kleine Knoten, die sogenannten Ohrtophi.

Schwere Schädigungen, die bereits vorhanden sind, lassen sich auch durch eine gute Gichtbehandlung oft nicht vollständig wieder herstellen. Ein schwer zerstörtes Gelenk regeneriert sich nur bedingt.

Daher ist es wichtig, rechtzeitig das weitere Fortschreiten der Gicht zu verhindern.

Symptome

Der Anfang der Gicht verläuft meistens über einen längeren Zeitraum, ohne dass man es merkt.

Die eigentliche Gicht beginnt oft mit einem überaus schmerzhaften Paukenschlag, dem akuten Gichtanfall.

Wenn man die Gicht nicht behandelt und weiter lebt wie bisher, dann häufen sich meistens die Gichtanfälle. Irgendwann werden dann mehrere Gelenke dauerhaft geschädigt, sodass man sich nur noch unter Schmerzen bewegen kann.

Außerdem kann die Niere nachhaltig geschädigt werden, wenn man die Gicht nicht sorgfältig behandelt. Das kann bis zum Nierenversagen gehen.

Nachfolgend werden die verschiedenen Stufen der Gichterkrankung genauer beschrieben.

Hyperurikämie

Die Hyperurikämie ist eigentlich noch keine Erkrankung. Sie ist aber eine ernsthafte Vorstufe der Gicht. Wenn man eine Hyperurikämie ignoriert und nicht behandelt, kann es früher oder später zum Ausbruch der Gicht kommen.

Bei der Hyperurikämie sind die Harnsäurewerte im Blut erhöht.

Genau das besagt auch schon der kompliziert klingende Name:

- Hyper = zu viel

12

- Urik = Wortteil für die Harnsäure
- Ämie = im Blut

Von einer Hyperurikämie spricht man, wenn mehr als 6,5 mg/dl Harnsäure im Blut vorliegt, weil ab dann die Harnsäure auskristallisiert.

Nach dieser Definition haben sehr viele Männer eine Hyperurikämie, nämlich fast 30%.

Bei den Frauen liegt diese Quote sehr viel niedriger, sie liegt bei etwa 2,5%.

Eine andere Definition legt die Grenze zur Hyperurikämie anhand der Normalwerte fest. Bei Männern beginnt die Hyperurikämie dann erst über 7,0 mg/dl. Bei Frauen beginnt sie schon ab 6,0 mg/dl. Diese Definition trifft naturgemäß auf weniger Männer zu, weil der Grenzwert ja höher liegt. Unter den Frauen sind es hingegen mehr, wegen niedrigerem Grenzwert. Der Ausbruch der Gicht richtet sich jedoch nicht nach offiziellen Grenzwerten, sondern nach dem Befinden des Körpers.

Wenn die Harnsäurewerte 9 mg/dl überschreiten, dann droht ein Gichtanfall mit sehr hoher Wahrscheinlichkeit. Daher besteht ein erhöhter Handlungsbedarf, wenn die Harnsäurewerte so hoch werden.

Auch schon Harnsäurewerte ab 8 mg/dl haben häufig, mit etwa 40%iger Wahrscheinlichkeit, Gichtanfälle zur Folge.

Bei der Hyperurikämie hat man noch keine Beschwerden durch die Gicht.

Häufig wird sie zufällig bei einer Blutuntersuchung entdeckt.

Manche Menschen lassen die Blutwerte auch gezielt untersuchen, weil sie Verwandte mit Gicht haben. Dies ist eine sinnvolle Vorsichtsmaßnahme für alle, bei denen die Gicht in der Familie vorkommt.

Oft genug bleibt die Hyperurikämie aber auch unerkannt, bis sich die Gicht mit dem ersten akuten Gichtanfall meldet.

Eine Hyperurikämie kann man oft schon dadurch in den Griff bekommen, dass man besonders purinreiche Nahrungsmittel weglässt und sich bei alkoholischen Getränken zurück hält.

In schwierigeren Fällen kann man Medikamente einsetzen und die Naturheilkunde zu Hilfe nehmen.

Zur Überprüfung des Behandlungserfolges sollten die Harnsäurewerte im Blut regelmäßig untersucht werden.

Wenn die Hyperurikämie sorgfältig behandelt wird, kann man in den meisten Fällen den Ausbruch der Gichterkrankung verhindern.

Akuter Gichtanfall

Meistens kommt er wie aus heiterem Himmel, der erste akute Gichtanfall.

Er betrifft häufig das Grundgelenk der Großzehe, wo es zu einer sehr schmerzhaften Entzündung kommt.

Auslöser des Gichtanfalls

Oft geht dem Gichtanfall ein gutes, üppiges Essen mit reichlich Alkoholgenuss voraus.

Das üppige Essen enthält meistens reichlich Purine, die im Körper zu Harnsäure umgewandelt werden. Der Alkohol verhindert die ausreichende Ausscheidung der Harnsäure. Daher kann der Harnsäurewert besonders hoch ansteigen, wie der Tropfen, der das Fass zum Überlaufen bringt.

Nicht nur schwere Mahlzeiten und Alkoholexzesse können einen Gichtanfall auslösen.

Auch das Gegenteil kann zu einem Gichtanfall führen.

Wenn man eine sehr kalorienarme Diät durchführt oder gar fastet, wird in kurzer Zeit viel Muskelmasse abgebaut. Dabei sterben die Muskelzellen und ihre Zellkerne werden geknackt, sodass Purine frei werden. Der Harnsäurespiegel im Blut steigt an, sodass es zu einem Gichtanfall kommen kann.

Auch körperliche Überforderung kann Gichtanfälle auslösen. Durch die Überanstrengung wird Milchsäure freigesetzt. Die Ausscheidung dieser Milchsäure beansprucht die Niere dann so stark, dass sie die Harnsäure nicht mehr ausreichend ausscheiden kann.

Es ist wichtig, dass man über die potentielle Gefahr durch strenge Diäten und sportlicher Überanstrengung Bescheid weiß, denn übergewichtigen Gichtpatienten wird meistens zur Gewichtsabnahme geraten. Mit dem Abnehmen sollte man es jedoch keinesfalls übertreiben (siehe Seite 82).

Ein zunächst überraschend erscheinender Auslöser für einen Gichtanfall kann Kälte sein, unter anderem auch kaltes Wasser. Wenn man lange im kalten Wasser stand, beispielsweise beim Angeln, dann kann in der folgenden Nacht oder am nächsten Tag ein Gichtanfall auftreten.

Verlauf des Gichtanfalls

In vielen Fällen beginnt der akute Gichtanfall mitten in der Nacht, wenn man friedlich im Bett liegt und schläft.

Auf einmal schmerzt ein Gelenk sehr stark. Häufig ist das Grundgelenk der Großzehe betroffen.

Beim ersten Mal ist meistens nur ein Gelenk entzündet. Später können auch mehrere Gelenke gleichzeitig vom akuten Gichtanfall betroffen sein.

Das Gelenk ist dick geschwollen und leuchtend rot. Die Haut ist prall gespannt und glänzt. Die Schwellung drückt zusätzlich auf das bereits entzündete Gelenk.

Weil meistens das Großzehengrundgelenk betroffen ist, wird der akute Gichtanfall auch "Podagra" genannt. Podagra bedeutet nämlich Steigbügel. Bei einem Gichtanfall kann man nicht mehr in den Steigbügel steigen und reiten. So ist der Begriff entstanden. Ein anderer volkstümlicher Name für die Gicht ist das "Zipperlein".

Nach einer Weile schmerzt das entzündete Gelenk so stark, dass schon die kleinste Berührung kaum ausgehalten wird. Sogar die Bettdecke auf dem Gelenk tut weh. Socken kann man kaum anziehen, weil sie auf dem entzündeten Gelenk sehr stark schmerzen.

Das Gelenk kann nicht mehr benutzt werden, das heißt man kann nicht mehr richtig laufen. Bestenfalls kann man unter Schmerzen ein paar Meter humpeln, wenn man nur die Ferse belastet.

Die üblichen Schmerzmittel helfen fast gar nicht und auch kalte Umschläge bringen nur etwas Linderung.

Oft kommt auch noch Fieber hinzu und manchmal Kopfschmerzen oder Erbrechen.

Sobald man feststellt, dass man einen akuten Gichtanfall hat, sollte man schleunigst einen Arzt rufen oder sich hinfahren lassen.

Bei einer Blutuntersuchung werden meistens vermehrte weiße Blutkörperchen (Leukozyten) festgestellt.

Die Harnsäurewerte sind zwar auch oft sehr hoch, aber durchaus nicht immer. Da sich die Harnsäure bereits in den Gelenken abgelagert hat, ist sie nicht mehr im Blut. Daher ist der Harnsäurewert im Blut manchmal überraschend niedrig, wenn es bereits zum Gichtanfall gekommen ist.

Normalerweise dauert ein akuter Gichtanfall etwa drei bis vier Tage.

Anschließend ist man normalerweise für geraume Zeit beschwerdefrei. Diese Phase ohne Beschwerden nennt man interkritisches Stadium.

Doch wenn sich die Gichtanfälle häufen und man allmählich eine chronische Gicht bekommt, dann verschwinden die Schmerzen zwischen den Gichtanfällen nicht mehr vollständig.

Behandlung des akuten Gichtanfalls

Die Behandlung eines akuten Gichtanfalls ist nicht einfach, weil normale Schmerzmittel kaum wirken.

Dennoch versucht man es mit Schmerzmitteln der Klasse Nicht-Steroidale-Anti-Rheumatika (NSAR). Diese Schmerzmittel lindern nicht nur die Schmerzen, sondern wirken auch entzündungshemmend. Acetylsalicylsäure, die auch in diese Schmerzmittelklasse gehört, sollte man jedoch nicht verwenden, weil sie die Ausscheidung der Harnsäure bremst.

Manchmal wird auch Kortison zur Behandlung eines akuten Gichtanfalls eingesetzt. Auch wenn dieses Hormon-Medikament als Dauermedikation problematisch ist, hat es als Kurzzeit-Therapie vor allem Vorteile.

Das wirksamste und klassische Medikament gegen den akuten Gichtanfall ist das Colchicin, das Gift der Herbstzeitlose.

Obwohl man bei einer Heilpflanze an sanfte Naturheilkunde denkt, ist das Colchicin (auch Colchizin oder Kolchizin) sehr giftig. So giftig, dass man es heutzutage nur noch selten bei akutem Gichtanfall einsetzt. Das Colchicin lindert die Entzündungsreaktion im entzündeten Gelenk (siehe Seite 35 und 42).

Kühlende Umschläge können zur Linderung der Schmerzen versucht werden. Auch Eisbeutel werden manchmal angewendet (siehe Seite 59).

Chronische Gicht

Wenn eine Hyperurikämie und die frühe Gicht mit vereinzelten Gichtanfällen nicht sorgfältig behandelt werden, kann es im Laufe der Jahre zur chronischen Gicht kommen.

Dank moderner Medikamente, beispielsweise Allopurinol, ist die chronische Gicht heutzutage jedoch relativ selten geworden.

Bei der chronischen Gicht werden die Gelenke dauerhaft geschädigt.

Es beginnt meistens damit, dass die Schmerzen nach einem akuten Gichtanfall nicht mehr vollständig aufhören.

Auch andere Gelenke, als die vom Gichtanfall betroffenen, können durch die chronische Gicht zerstört werden.

Hier die Reihenfolge der Häufigkeit der betroffenen Gelenke:

- Großzehengrundgelenk,
- Sprunggelenk,
- Fußwurzelgelenk,
- Kniegelenk,
- Fingergelenke,
- Handgelenke,
- Schultergelenk,
- Wirbelsäule,
- Hüftgelenk

Wahrscheinlich hängt die Bevorzugung einiger Gelenke damit zusammen, dass die Harnsäure bei niedrigen Temperaturen leichter kristallisiert. Die Füße sind weit weg vom Herz und daher meistens besonders kühl. Bei den Armen sind die Hände am kühlsten. Daher sind bei den oberen Gliedmaßen die Hände besonders häufig betroffen.

Die Gelenke schmerzen mehr oder weniger ständig und sind nur noch eingeschränkt zu gebrauchen. Nach einer Weile werden sie dick und unförmig.

Behandlung der chronischen Gicht

Die chronische Gicht wird im Prinzip genau so behandelt wie die Hyperurikämie, also mit purinarmer Ernährung, Medikamenten und auf Wunsch Naturheilkunde.

Doch die Behandlung sollte noch konsequenter durchgeführt werden, wenn es bereits zur chronischen Gicht gekommen ist.

Bei der Ernährung sollte auch auf die Nahrungsmittel mit mittlerem Puringehalt möglichst verzichtet werden.

Ebenso sollten die Medikamente zuverlässig regelmäßig eingenommen werden.

Wenn in dieser Phase der Gicht nachlässig bei der Behandlung ist, wird die Beweglichkeit immer mehr eingeschränkt und die Schmerzen werden immer stärker. Mit der Gichtniere besteht dann sogar Lebensgefahr.

Gichtknoten - Ohrtophi - Gichttophi

Durch die Ablagerungen der Harnsäure und die ständigen entzündlichen Prozesse, bilden sich an den betroffenen Gelenken regelrechte Knoten.

Diese Knoten werden "Gichtknoten" genannt.

Sie führen einerseits zu einer zusätzlichen Bewegungseinschränkung. Andererseits empfinden die Betroffenen die Knoten als optische Beeinträchtigung.

Bei längerem Bestehen der Gicht lagern sich die Harnsäurekristalle außer an den Gelenken auch in anderen Bereichen des Körpers ab. Bevorzugt sind kühle Körperstellen davon betroffen, weil die Harnsäure dann leichter auskristallisiert als bei warmen Temperaturen.

Daher finden sich angesammelte Harnsäurekristalle häufig an der Ohrmuschel. Es kommt zu harten Knoten am Rand der Ohrmuschel.

Diese Art von Knoten werden "Ohrtophi" genannt.

Wenn die Harnsäureknoten an anderen Körperstellen auftreten, nennt man sie "Gichttophi".

Am häufigsten kommen sie auf dem Handrücken, am Ellenbogen, an den Zehen oder den Fersen vor.

Die Tophi sind schmerzlos und fühlen sich derb an. Manchmal brechen sie jedoch durch die Haut und offenbaren kreideartige Ablagerungen. Der behandelnde Arzt sollte die Substanz den aufgebrochenen Tophis untersuchen lassen, ob es sich dabei um Harnsäureansammlungen handelt.

Nicht immer entstehen die Tophi erst nach einer lang andauernden Gichterkrankung. Manchmal sind sie sogar das erste Anzeichen der Gicht, noch vor dem ersten Gichtanfall. Dies geschieht beispielsweise, wenn jemand anfängt, harntreibende Medikamente zu nehmen oder eine strenge Diät beginnt.

Man könnte die Tophi dann auch mit Rheumaknoten verwechseln. Daher ist eine Blutuntersuchung wichtig, wenn noch unklar ist, ob Gicht oder Rheuma als Erkrankung vorliegt.

Gichtniere

Die Niere spielt bei der Gicht eine doppelte Rolle.

Einerseits fördert eine geschädigte Niere die Entstehung der Gicht.

Andererseits ist eine Nierenschädigung eine mögliche Folge der Gicht.

Die Harnsäurekristalle lagern sich nicht nur in den Gelenken ab, sondern auch in der Niere.

Das Blut fließt nämlich ständig in großen Mengen durch die Niere, damit es gefiltert und gereinigt wird.

Wenn die Niere durch die viele Harnsäure überfordert ist, dann schafft sie es nicht, die Harnsäure in ausreichende Menge in den Harn einzubauen.

Stattdessen lagert sich die Harnsäure entweder in den feinen Kanälchen der Niere oder im Nierenbecken ab.

Bei der Ablagerung in den Nierenkanälchen wird das Nierengewebe durch die Harnsäurekristalle geschädigt.

Die Niere kann dadurch nur noch eingeschränkt funktionieren. Das verschärft natürlich noch die Gichtproblematik. Ein Teufelskreis ist entstanden.

Die Schädigung des Nierengewebes wird als "Gichtniere" bezeichnet.

Sie kann in schweren Fällen bis zum Nierenversagen führen. Dann ist eine Dialyse unumgänglich. Im Ernstfall kann man am Nierenversagen sogar sterben.

Nierensteine

Wenn sich die Harnsäure im Nierenbecken ablagert, dann können daraus kleine Steine entstehen, die nach und nach immer größer werden.

Man spricht dann von Nierensteinen.

Die Nierensteine sind scharfkantig und können die empfindlichen Schleimhäute des Nierenbeckens reizen.

Dadurch kommt es häufig zu Nierenbeckenentzündungen.

Manchmal versucht die Niere auch, den oder die Steine auszuscheiden. Durch die krampfartigen Versuche des Nierenbeckens und des Harnleiters, den Stein nach unten zu befördern, kommt es zu einer sehr schmerzhaften Nierenkolik.

Nierensteine können auch den Ausgang des Nierenbeckens oder den Harnleiter verstopfen, sodass der Harn nicht mehr abfließen kann. Das führt zu weiteren Schädigungen der Niere.

Die Nierensteine können sich nach dem Durchwandern des Harnleiters auch in der Harnblase ablagern. Dort können sie die Blasenschleimhaut reizen und Entzündungen verursachen.

Wann zur Arzt?

Am besten geht man vorbeugend zum Arzt, wenn man Verwandte mit Gicht hat und ein Mann über 30 ist.

Eine einfache Blutuntersuchung gibt Auskunft darüber, ob man bereits eine Hyperurikämie hat.

Ist dies der Fall, dann beginnt man am besten gleich mit der Behandlung, damit die Gicht gar nicht erst ausbricht.

Wenn man diesen frühzeitigen Moment verpasst, sollte man spätestens beim ersten akuten Gichtanfall zum Arzt gehen.

Die Schmerzen beim Gichtanfall sind so stark, dass man sowieso das Bedürfnis hat, bei einem Arzt Hilfe zu bekommen.

Mit etwas Glück, kommt der Hausarzt zu einem Hausbesuch, wenn der Gichtanfall auftritt. Falls nicht, kann man sich tagsüber hinfahren lassen. Wenn die Schmerzen nachts oder am Wochenende unerträglich werden, kann man auch den Notarzt rufen oder sich in die Notaufnahme eines Krankenhauses bringen lassen.

Wenn man eine Gichtbehandlung durchführt, sollte man regelmäßig zum Arzt gehen, damit die Harnsäure im Blut nachkontrolliert werden kann. Dadurch kann die Behandlung abgestimmt werden. Nur so lässt sich das Fortschreiten der Gicht verhindern.

Ursachen

Die Ursachen der Gicht können unterschiedlich sein, denn es gibt unterschiedliche Grundtypen der Gicht.

Primäre Gicht

Die primäre Gicht ist die eigentliche Gichterkrankung.

Bei dieser Art der Gicht ist die Gicht die eigentliche Haupterkrankung und nicht die Folge einer anderen Erkrankung.

Sie hängt vor allem mit der Veranlagung und der Ernährung zusammen.

Veranlagung

Zwar wird nicht die Gicht als solche vererbt, sondern nur die Veranlagung dazu.

Diese Veranlagung bewirkt, dass die Harnsäure nicht optimal ausgeschieden werden kann.

Genaue Details über die Vererbung der Veranlagung sind bislang jedoch noch nicht bekannt.

Die schwache Ausscheidung der Harnsäure reicht bei purinarmer Ernährung aus, um weitgehend gesund zu bleiben.

Wenn jedoch andere Faktoren hinzukommen, die zu vermehrter Harnsäure führen oder die die Harnsäure-Ausscheidung noch stärker bremsen, dann kann die Gichterkrankung ausbrechen (siehe Seite 25).

Purinreiche Ernährung

Wenn zu der Gicht-Veranlagung eine Ernährung mit reichlich Purinen hinzu kommt, dann kann die Gicht ausbrechen.

Purine sind in folgenden Nahrungstypen besonders reichlich enthalten:

- Innereien
- Fleischextrakt
- Manche Fischarten
- Manche fette Fleischarten
- Hülsenfrüchte (relativ viel)
- Kohlarten (relativ viel)

Regelmäßiger und reichlicher Verzehr solcher purinreicher Nahrungsmittel erhöht den Harnsäurespiegel im Blut.

Zusammen mit einer ererbten Ausscheidungsschwäche sammelt sich dann immer mehr Harnsäure im Blut an.

Über die Ernährung im Zusammenhang mit Gicht gibt es ein extra Kapitel ab Seite 71.

Lesch-Nyhan-Syndrom

Das Lesch-Nyhan-Syndrom ist ein relativ seltener Gendefekt. Er betrifft fast ausschließlich Jungen und Männer, weil er mit dem X-Chromosom vererbt wird, von dem Männer nur eines haben.

Bei diesem Gendefekt kommt es von Kindheit an zur Gicht.

Die Gicht entsteht bei ihnen, weil im Körper zu viel Harnsäure produziert wird.

Im Alter von etwa zehn Monaten beobachtet man meistens die ersten Symptome. Es kommt zu Fehlstellungen der Beine und einer auffälligen Bewegungsarmut. In der Windel finden sich häufig sandartige Ablagerungen.

In schweren Fällen neigen die Kinder zu Selbstverletzungen. Sie beißen sich in die Lippen und die Finger. Auch enge Bezugspersonen werden manchmal gebissen.

Bei vielen dieser Kinder ist die gesamte Entwicklung verzögert. Es kommt auch zu geistigen Einschränkungen.

Die Erkrankung ist nicht ursächlich heilbar. Man kann jedoch die übermäßige Harnsäure-Ansammlung behandeln, wie bei der normalen Gicht.

Sekundäre Gicht

Von einer sekundären Gicht spricht man, wenn die Gicht die Folge einer anderen Erkrankung ist.

Es gibt zahlreiche Erkrankungen, die eine Gicht zur Folge haben können. Alle Erkrankungen, die die Niere schädigen, behindern auch die Ausscheidung der Harnsäure.

Auch Krankheiten, die zu einem verstärkten Zellzerfall führen, haben häufig Gicht als Folgeerkrankung.

Man kann nicht immer ganz präzise zwischen primärer Gicht und sekundärer Gicht unterscheiden. Manche Menschen haben nämlich eine Veranlagung zu primärer Gicht, die aber erst ausbricht, wenn ein weiterer Faktor hinzukommt, beispielsweise Bluthochdruck.

Gicht verursachende Grunderkrankungen

Folgende Erkrankungen können eine Gicht zur Folge haben:

- Diabetes mellitus
- Bluthochdruck
- Nierenerkrankungen
- Chronisch myeloische Leukämie (Blutkrebs)
- Tumore
- Polycythaemia vera

Diabetes mellitus

Bei Diabetes mellitus werden langfristig die Nieren geschädigt. Die geschwächten Nieren sind dann nicht mehr in der Lage, ausreichend Harnsäure auszuscheiden.

Hinzu kommt, dass viele Diabetiker zu einer üppigen Ernährung neigen, was auch deren Diabetes-Erkrankung mit verursacht. Diese reichliche Ernährung und das häufig anzutreffende Übergewicht, fördern zusätzlich die Entstehung der Gicht.

Ein weiterer Faktor, der bei Diabetes Gichtanfälle begünstigt, ist die schlechte Durchblutung durch Diabetes. Je schlechter ein Körperteil durchblutet wird, desto leichter lagern sich dort Harnsäurekristalle ab.

Bluthochdruck

Bei Bluthochdruck ist auch der Druck in den Nieren zu hoch, sodass im Laufe der Jahre das Nierengewebe geschädigt wird. Die Niere wird also allmählich schwächer.

Diese Nierenschwäche kann eine Gichterkrankung auslösen.

Nierenerkrankungen

Generell können alle Erkrankungen, die die Niere schwächen, eine Gicht auslösen.

Die geschwächte Niere ist dann nicht mehr in der Lage, die Harnsäure in ausreichender Menge in den Harn einzubauen. Daher sammelt sich zu viel Harnsäure im Blut an.

Die erhöhte Harnsäure schädigt ihrerseits wieder die Niere, sodass sich die Situation immer weiter verschlimmert.

Chronisch myeloische Leukämie (Blutkrebs)

Die chronisch myeloische Leukämie kann eine Gicht zur Folge haben.

Bei der chronisch myeloischen Leukämie kommt es zu extrem vielen weißen Blutkörperchen im Blut. Bei diesen vielen Blutkörperchen werden auch sehr viele Zellen abgebaut. Beim Abbau der Zellen werden die Zellkerne geknackt und Purine freigesetzt.

Dadurch kommt es zu vermehrter Harnsäure im Blut, was zu Gicht führen kann.

23

Die Gicht ist bei einer chronisch myeloischen Leukämie natürlich eines der kleineren Probleme, kann aber erschwerend zu all den anderen Gesundheitsbeschwerden hinzukommen.

Tumore

Bei einem Tumor wächst das Zellgewebe nicht nur schnell an, es zerfallen auch ständig Zellen des Tumors.

Durch den Zellzerfall werden Purine frei, die ihrerseits den Harnsäurespiegel im Blut ansteigen lassen.

Die Folge kann eine Gichterkrankung sein.

Polycythaemia vera

Bei der Polycythaemie vera vermehren sich alle Arten von Blutzellen besonders stark.

Ähnlich wie bei der zuvor beschriebenen Leukämie zerfallen bei dieser Erkrankung viele Zellen, was zu einem erhöhten Harnsäurespiegel führt.

Gicht verursachende Medikamente

Manche Medikamente können Gicht verursachen oder ihre Entstehung fördern:

- Zytostatika (Chemotherapie)
- Acetylsalicylsäure (Aspirin®)

Zytostatika

Die Zytostatika einer Chemotherapie-Behandlung zerstören viele körpereigene Zellen. Diese zerstörten Zellen enthalten viele Purine und können dadurch Gichtanfälle auslösen.

Acetylsalicylsäure

Die Acetylsalicylsäure zerstört zwar keine Zellen, aber sie hemmt die Ausscheidung der Harnsäure. Bei gesunden Menschen ohne Vorbelastung verursachen normale Mengen Acetylsalicylsäure keine Gicht. Aber wenn eine Vorbelastung besteht, kann die Acetylsalicylsäure den Ausbruch der Gicht fördern.

Verschiedene Medikamente

Einige weitere Medikamente lassen die Harnsäure im Körper ansteigen:

- Isoniazid (bei Tuberkulose)
- Etacrynsäure (zur Entwässerung)
- Furosemid (zur Entwässerung)

Risikofaktoren

Mehrere Risikofaktoren können die Entstehung der Gicht begünstigen.

Häufig kommen mehrere Faktoren zusammen, und erst dann sammelt sich so viel Harnsäure im Blut, dass die Gicht ausbricht.

So kommt zur erblichen Veranlagung meistens noch eine purinreiche Ernährung, eine Vorliebe für alkoholische Getränke oder Übergewicht hinzu. Erst durch diese Kombination kommt es dann zur Gicht.

Folgende Faktoren können eine Gicht begünstigen:

- Vorliebe für Fleischgerichte
- Übergewicht
- Strenge Diäten zum Abnehmen
- Fastenkuren
- Alkoholmissbrauch
- Überanstrengung
- Wassermangel

Vorliebe für Fleischgerichte

Wer eine Vorliebe für Fleischgerichte hat und außerdem eine Veranlagung zur Gicht, wird mit hoher Wahrscheinlichkeit an Gicht erkranken, sofern er seine Vorliebe nachgeht.

Früher waren schwere Fleischmahlzeiten besonderen Feiertagen und dem Wochenende vorbehalten. Die meisten Menschen konnten sich gar nicht öfter Fleisch leisten. Bei dieser Ernährungsweise ist die Gefahr, an Gicht zu erkranken, relativ gering, selbst wenn man eine Veranlagung für Gicht hat.

Nur reiche Menschen konnten sich früher tägliche Fleischmahlzeiten leisten. Daher war Gicht damals auch vorwiegend eine Krankheit der Reichen.

Heutzutage gehört für viele Menschen Fleisch wie selbstverständlich zur täglichen Hauptmahlzeit. Die meisten Fleischliebhaber sind sich kaum bewusst, dass es auch anders sein könnte.

Schon die Vorstellung, nur ein oder zwei Mal in der Woche Fleisch zu essen, ist für sie nur schwer vorstellbar.

Diese Menschen sind nicht nur besonders häufig von Gicht betroffen, sie leiden oft auch besonders unter dem Fleischverzicht, den sie als unnatürlich empfinden.

Dabei ist es eigentlich eher unnatürlich, täglich Fleisch zu essen. Aber diese Betrachtungsweise gilt eher auf längere Sicht in die Vergangenheit und weniger für die letzten fünfzig Jahre.

Gichtpatienten, die gerne viel Fleisch essen, werden ihre Ernährungsweise deutlich umstellen müssen.

Doch wenn man erst einmal akzeptiert hat, dass eine Ernährungsumstellung notwendig ist, kann man feststellen, dass trotz Gicht ein regelmäßiger Fleischgenuss möglich ist. Man muss nur wissen, worauf man achten muss (siehe Seite 71).

Für Menschen, die nicht so oft Fleisch essen, bedeutet die Gicht keine wesentliche Umstellung in der Ernährungsweise. Wenn man ein paar Kleinigkeiten beachtet, kann man sich weitgehend gleich ernähren wie zuvor.

Übergewicht

Übergewicht ist vor allem deshalb ein Risiko, weil das Übergewicht von allen Organen des Körpers enorme Leistungen abverlangt, unter anderem auch von den Nieren. Die geschwächten Nieren können die Harnsäure nicht effektiv genug ausscheiden.

Häufig steht Übergewicht auch im Zusammenhang mit einer üppigen Ernährungsweise. Das ist ein zusätzlicher Faktor, der die Gicht begünstigt.

Übergewichtige Gichtpatienten sollten möglichst ihr Gewicht reduzieren.

Doch keinesfalls sollte das Abnehmen zu schnell erfolgen, denn strenge Diäten und sportliche Überanstrengung sind ihrerseits Risikofaktoren für die Entstehung der Gicht und Auslöser für akute Gichtanfälle.

Als Gichtpatient sollte man langsam und geduldig abnehmen (siehe Seite 82).

Strenge Diäten zum Abnehmen

Bei strengen Diäten oder beim Fasten werden viele Muskelzellen abgebaut. Dadurch werden Purine freigesetzt. Diese vermehrten Purine können eine Gichterkrankung auslösen.

Menschen mit einer familiären Vorbelastung für Gicht oder einer bereits bestehenden Hyperurikämie sollten daher auf keinen Fall strenge Diäten oder gar eine Nulldiät durchführen.

Eine schonende Ernährungsumstellung mit einem langsamen Abnehmverlauf ist hingegen problemlos möglich.

Fastenkuren

Eine Fastenkur ganz ohne Essen ist für Gichtpatienten noch gefährlicher als eine strenge Diät.

Auch beim Fasten werden in erster Linie Muskelzellen abgebaut. Die dadurch entstehende Harnsäure kann so viel sein, dass die Niere sie nicht mehr ausreichend ausscheiden kann.

So kann es geschehen, dass eine Fastenkur, die der Gesundheit dienen soll, mit einem Gichtanfall im Krankenhaus endet.

Alkoholmissbrauch

Alkohol hat die ungünstige Eigenschaft, dass er die Ausscheidung der Harnsäure bremst. Im Körper bildet sich durch den Alkoholgenuss Milchsäure. Die Ausscheidung der Milchsäure durch die Niere hat eine höhere Priorität gegenüber der Harnsäure. Daher wird kaum noch Harnsäure ausgeschieden, wenn man viel Alkohol getrunken hat.

Wenn man eine üppige Fleischmahlzeit isst und gleichzeitig reichlich Alkohol trinkt, dann kommen sowohl zu viel Harnsäure als auch zu schlechte Ausscheidung zusammen.

Daher beginnen akute Gichtanfälle häufig nach festlichen Gelagen, bei denen es viel Fleisch und jede Menge Alkohol gab.

Bier hat gegenüber anderen alkoholischen Getränken einen weiteren Nachteil, denn es enthält durch die Hefe auch einige Purine.

Als Gichtpatient oder wenn man eine Veranlagung zur Gicht hat, sollte man also nur in bescheidenen Mengen Alkohol trinken.

Überanstrengung

Viele Gichtpatienten wissen nicht, dass auch Überanstrengung zu einem Gichtanfall führen kann.

Bei körperlicher Überanstrengung, beispielsweise durch zu ambitionierten, schnellen Sport, wechselt der Körper von der aeroben Energiegewinnung zur anaeroben Energiegewinnung.

Dadurch entsteht Milchsäure im Körper. Diese Milchsäure will ausgeschieden werden. Die Nieren scheiden Milchsäure bevorzugt aus, die Harnsäure muss warten.

Dadurch kann sich so viel Harnsäure im Blut ansammeln, dass es bei einer gewissen Vorbelastung zu einem Gichtanfall kommen kann.

Diese Problematik gilt jedoch nur für eine massive Überanstrengung, nicht für körperliche Bewegung im vernünftigen Umfang.

Behutsamer Sport ist sehr hilfreich bei der Gichtbehandlung und Vorbeugung. Denn er wirkt gegen Übergewicht und stärkt den gesamten Körper und Stoffwechsel. Behutsamer Sport kann durchaus so weit gehen, dass man kräftig schwitzt. Man sollte sich jedoch nicht bis kurz vor dem Zusammenbruch verausgaben.

Wassermangel

Um ausreichend Harn ausscheiden zu können, braucht der Körper ausreichende Mengen Wasser.

Wenn man zu wenig trinkt, dann produzieren die Nieren auch nur wenig Harn. Dieser Harn ist dann zwar hoch konzentriert, was man an der dunkelgelben Farbe sehen kann.

Aber dennoch gelingt es dem Körper nicht optimal, die überschüssige Harnsäure auszuscheiden.

Man sollte also unbedingt genug trinken, wenn man Gicht hat oder dazu neigt.

Täglich braucht der Körper zwei bis drei Liter Flüssigkeit, bei Hitze oder körperlicher Anstrengung noch deutlich mehr.

Am besten deckt man einen großen Teil des Flüssigkeitsbedarfs durch Wasser. Dazu eignen sich wahlweise Mineralwasser oder Leitungswasser. Auch viele Kräutertees sind gut geeignet, um den Flüssigkeitsbedarf zu decken.

Eine gewisse Menge Kaffee oder Schwarztee ist auch in Ordnung, auch wenn man das noch vor einigen Jahren anders gesehen hat. Man hat inzwischen herausgefunden, dass Kaffee und Tee bei Menschen, die sie gewohnt sind, nicht mehr Flüssigkeit ausscheiden als man mit ihnen trinkt. Sie sind also keine Flüssigkeitsräuber für Menschen, die regelmäßig Kaffee oder Tee trinken. Allerdings sollte man nicht ausschließlich Kaffee oder Tee trinken, sondern zusätzlich Wasser.

Diagnose

Die Diagnose der Gicht erfolgt in erster Linie mithilfe von Blutuntersuchungen.

Blutuntersuchung

Bei der Blutuntersuchung wird vor allem der Harnsäurewert im Blut bestimmt.

Liegt dieser über 6,5 beziehungsweise 7,0 mg/dl, besteht eine Hyperurikämie. Dieser Befund sollte im Auge behalten werden, ob sich die Werte verschlechtern oder wieder verbessern.

Außerdem ist eine Behandlung und eine Ernährungsumstellung angezeigt, damit die Gicht nicht ausbricht.

Bei Harnsäurewerten über 8 oder gar 9 mg/dl droht in Kürze ein Gichtanfall. Eine Behandlung und Ernährungsumstellung ist unbedingt erforderlich, um den Gichtanfall zu verhindern.

Wenn man das Blut während eines akuten Gichtanfalls untersucht, kann der Harnsäurewert durchaus relativ niedrig sein. Die Harnsäure hat sich in diesem Fall bereits in den Gelenken abgelagert und ist daher nicht mehr in übergroßer Menge im Blut zu finden.

Befragung / Anamnese

Zu einer sorgfältigen Gicht-Diagnose gehört natürlich auch eine gründliche Befragung.

Der Arzt wird nach Verwandten mit Gicht fragen.

Außerdem wird er nach den Ernährungs- und Trink-Gewohnheiten fragen.

Wichtig ist auch die Frage, ob in der Vergangenheit bereits Gichtbeschwerden, beispielsweise Gichtanfälle, aufgetreten sind.

Andere Grunderkrankungen ausschließen

Bei der Gichtdiagnose ist es wichtig, dass man zwischen der primären und der sekundären Gicht unterscheidet.

Wenn die Gicht die Folge einer anderen Erkrankung ist, dann sollte diese Erkrankung unbedingt erkannt und behandelt werden.

Daher reicht es nicht aus, nur die Harnsäurewerte im Blut zu ermitteln.

Mitunter sind umfangreiche Blutuntersuchungen notwendig, um vollständige Klarheit zu erlangen. Doch darum kümmert sich der Arzt meistens automatisch, ohne dass man es als Patient mitbekommt. Er nimmt einfach etwas mehr Blut ab und lässt zusätzliche Blutwerte überprüfen, beispielsweise ein Blutbild oder den Blutzucker.

Differentialdiagnose

Nicht immer verläuft die Gicht nach dem klassischen Muster.

Wenn nach einer Feier nachts das Großzehengrundgelenk schmerzhaft anschwillt und die Harnsäurewerte stark erhöht sind, ist der Fall schnell klar.

Aber die Gicht kann sich auch ganz anders bemerkbar machen.

Manchmal ist das Knie zuerst betroffen, oder man hat nicht üppig getafelt, sondern eifrig Sport betrieben. Manchmal sind auch die Harnsäurewerte niedrig bei einem Gichtanfall.

In wieder anderen Fällen beginnt die Gicht ohne akuten Gichtanfall. Es kann gleich zu anfallslosen Schmerzen an mehreren Gelenken kommen oder zu Gichttophi ohne vorhergehende Anfälle.

Bei sportlicher Aktivität als Auslöser des Anfalls muss man eine Verletzung des Gelenkes ausschließen.

Bei mehreren betroffenen Gelenken oder niedrigen Harnsäurewerten müssen Rheuma oder Arthrose ausgeschlossen werden (siehe Seite 90).

Auch bei der Bildung von Gichttophi vor dem Auftreten von Anfällen muss man die Knoten von anderen Knoten, beispielsweise Rheumaknoten unterscheiden. Dazu eignet sich eine Untersuchung des Knoteninhaltes.

Nierenkontrolle mit Teststreifen

Bei der Gicht ist die Gesundheit der Niere von überragender Bedeutung.

Bei einer gesunden Niere kann man mithilfe von Medikamenten und einer einfachen Ernährungsumstellung das Fortschreiten der Gicht verhindern oder zumindest bremsen.

Wenn die Niere jedoch Schaden nimmt, beispielsweise weil die Gichtbehandlung nicht sorgfältig genug durchgeführt wurde, wird die Behandlung sehr viel schwieriger. Die bewährten Medikamente darf man nur noch in geringen Dosen oder gar nicht mehr anwenden (siehe Seite 38). Die Gicht verschlimmert sich dann schneller und die Niere wird noch mehr geschädigt. Abgesehen davon ist eine geschädigte Niere in vielfacher Hinsicht gefährlich für die Gesundheit. Bei starker Schädigung muss man zur Dialyse gehen, was die Lebensqualität erheblich einschränkt. Im Ernstfall kann Nierenversagen auch tödlich sein.

Daher ist es wichtig, die Nierengesundheit gut im Auge zu behalten.

Für die regelmäßige Kontrolle zu Hause eignen sich Teststreifen zur Harnuntersuchung. Solche Teststreifen für Schnelltests gibt es in verschiedenen Varianten in Apotheken zu kaufen.

Günstig ist eine Teststreifen-Untersuchung etwa einmal im Monat.

Schnelltest durchführen

Die Harnuntersuchung mithilfe eines Schnelltests ist denkbar einfach.

So funktioniert der Urin-Schnelltest:

- Halten Sie den Schnelltest kurz in den gesammelten Urin oder halten Sie ihn direkt in den Mittelstrahl. Für den Mittelstrahl-Urin lässt man den ersten kurzen Schwung Urin ungenutzt und verwendet nur den Urin, der anschließend herauskommt.
- Streifen Sie dann den Teststreifen hinten und an der Seite am Becherrand oder an einem Stück Toilettenpapier ab, damit er nicht tropft. Die Testfelder dürfen nicht berührt werden.
- Innerhalb von 60 Sekunden verfärben sich die Testfelder des Teststreifens entsprechend der Inhalte im Urin.
- Halten Sie den Teststreifen zum Ablesen in die Nähe der Dose, wo die Einfärbungen der Testwerte abgebildet sind.
- Im Beipackzettel finden Sie detaillierte Informationen über die einzelnen Testwerte.

Testwerte beim Schnelltest

Urin-Schnelltests gibt es mit unterschiedlich vielen Testfeldern. Für die grobe Einschätzung der Nierengesundheit reicht meistens ein Schnelltest mit drei oder vier Feldern aus. Für die Variante mit vier Feldern werden nachfolgend die einzelnen Werte beschrieben.

Die Testwerte zum Ablesen sind vorwiegend halbquantitativ, das heißt man kann nicht nur sehen, ob ein Wert positiv oder negativ ist, sondern auch ungefähr erkennen, ob ein Wert schwach oder stark positiv anschlägt. Auf dem Beipackzettel kann man lesen, welchen Zahlenwerten die positiven Einfärbungen in etwa entsprechen.

Mit "positiv" ist bei den Beschreibungen kein guter Befund gemeint, sondern das "positiv" in der Medizin, was bedeutet, dass ein Wert krankhaft verändert ist.

Nitrit

Der Nitrit-Wert deutet auf Bakterienbefall hin. Das kann bei einer Blasen- oder bei einer Nierenbeckenentzündung der Fall sein.

Keine dieser beiden Entzündungserkrankungen wird normalerweise durch die Gicht verursacht. Aber wenn Harnsteine in Niere oder Harnblase zu finden sind, können diese die empfindliche Schleimhaut so sehr reizen, dass eine bakterielle Entzündung leichtes Spiel hat.

Wenn der Nitrit-Wert positiv ist, sollte man sicherheitshalber einen Arzt aufsuchen.

Glukose

Glukose im Urin hat keinen direkten Bezug zur Gicht.

Sie deutet jedoch auf Diabetes mellitus hin. Glukose kommt im Harn entweder dann vor, wenn die Diabetes-Erkrankung noch unerkannt ist oder wenn die Diabetes-Behandlung nicht ausreicht.

In beiden Fällen ist ein Arztbesuch angezeigt, wenn der Glukose-Wert im Harn positiv ist.

Diabetes ist einerseits für sich genommen eine schwere Stoffwechselerkrankung und kann andererseits die Niere schädigen und somit eine Gicht verursachen oder verstärken.

Eiweiß

Der Eiweiß-Wert bei der Harnuntersuchung ist der entscheidende Wert, der Auskunft über die Nierengesundheit geben kann.

Wenn eine Niere stark geschädigt ist, dann gelangen vermehrt kleine Eiweißkörper (Albumine) in den Harn. Man spricht dann von einer Eiweißverlust-Niere.

Die Schädigung der Niere kann verschiedene Ursachen haben, beispielsweise Gicht, Diabetes mellitus, Bluthochdruck oder Glomerulonephritis (Nierenentzündung).

Eiweiße (Proteine) im Urin können jedoch auch andere Ursachen als eine Nierenschädigung haben.

Bei einem Harnwegsinfekt sind Proteine im Harn ein normales Phänomen. Die Reste von Bakterien, Leukozyten und Schleimhautzellen bestehen beispielsweise zum großen Teil aus Proteinen.

Ohne Harnwegsinfekt und Nierenschädigung können Proteine auf große körperliche Belastung, beispielsweise Langstreckenlauf hinweisen. Auch eine extrem eiweißreiche Ernährung bewirkt vermehrt Eiweiße im Urin.

Bei erhöhten Eiweiß-Werten im Urin sollte man unbedingt einen Arzt aufsuchen.

Eine Ausnahme dazu gibt es nur, wenn man gerade eine extreme körperliche Belastung hinter sich hat, was man als Gichtpatient sowieso vermeiden sollte. In diesem Fall sollte man den Harn wenige Tage später erneut kontrollieren.

pH-Wert

Der pH-Wert gibt die Säure des Harns an.

Dabei wird mitnichten die Harnsäure gemessen. Die Messung der Harnsäure im Urin ist erstaunlicherweise eine seltene Untersuchungsmethode. Vermutlich liegt das daran, dass für die Beurteilung der Gicht der Harnsäure-Wert im Blut von Bedeutung ist und nicht der im Urin.

Beim pH-Wert kommen also mehrere Faktoren aus der Ernährung und dem Stoffwechsel zusammen.

Der normale pH-Wert des Urins liegt zwischen 5 und 6.

Wenn der pH-Wert von sich aus höher liegt, kann dies an einer basischen Ernährung liegen, manchmal aber auch an einer Blasenentzündung.

Bei einem leicht erhöhten pH-Wert zwischen 6,3 und 7,0 kann sich die Harnsäure besonders gut im Urin auflösen. Das liegt wohl daran, dass der Urin dann alkalischer ist und noch Kapazitäten für mehr Säure frei hat.

Solch ein leicht erhöhter pH-Wert ist bei der Gichtbehandlung also durchaus wünschenswert, wenn auch nicht unbedingt erforderlich.

Mit speziellen Medikamenten kann man den pH-Wert erhöhen.

Auch mithilfe eines einfachen Hausmittels, nämlich Speise-Natron kann man diesen Effekt erzielen (siehe Seite 69).

Erweiterte Teststreifen

Ergänzend gibt es Teststreifen mit fünf, sechs oder gar zehn verschiedenen Testfeldern.

Bei den gängigen Teststreifen mit fünf und sechs Feldern fehlt der pH-Wert, der aber nützlich ist, um den Säuregehalt des Harns zu bestimmen. Stattdessen gibt es Testwerte, die für die Feststellung einer Harnwegsentzündung hilfreich sind.

Große Teststreifen mit bis zu zehn Testfeldern enthalten sowohl ein Testfeld für den pH-Wert als auch Testfelder zum Feststellen der Harnwegsgesundheit. Auch gewisse Informationen über die Lebergesundheit können gewonnen werden.

Schulmedizinische Behandlung

Die Schulmedizin bietet zur Behandlung der Gicht eine Reihe von Medikamenten.

Zur Linderung eines akuten Gichtanfalls werden andere Medikamente gegeben als zur grundsätzlichen Senkung des Harnsäurespiegels im Blut.

Es gibt also zwei völlig voneinander getrennte Behandlungskonzepte.

Medikamente zur Behandlung des akuten Gichtanfalls

Die Behandlung des akuten Gichtanfalls hat zum Ziel, dass die Schmerzen und die Entzündung möglichst effektiv gelindert werden.

Die Schwierigkeit dabei ist, dass nur wenige Schmerzmittelarten die starken Schmerzen lindern können.

Folgende Medikamente werden gegen den akuten Gichtanfall eingesetzt.

Colchizin

Das Mittel Colchizin ist das klassische Mittel gegen den akuten Gichtanfall.

Das giftige Alkaloid Colchizin, auch Kolchizin genannt, wird aus der Heilpflanze Herbstzeitlose gewonnen. Aber Colchizin ist weit davon entfernt, ein sanftes Pflanzenheilmittel zu sein. Die Giftigkeit vom Colchizin kann tödlich sein, wenn man das Mittel zu hoch dosiert.

Die Zeichen einer Colchizin-Vergiftung sind vielfältig:
- Durchfall
- Übelkeit
- Erbrechen
- Juckreiz
- Hautrötung
- Blasenbildung
- Knochenmarks-Schädigungen (selten)

Diese Vergiftungs-Symptome hängen damit zusammen, dass das Colchizin wie eine Art Chemotherapie wirkt.

Unter ärztlicher Aufsicht kann Colchizin die starken Schmerzen der Gicht recht erfolgreich lindern.

Diese Wirkung kommt dadurch zustande, dass Colchizin die Aktivität der weißen Blutkörperchen bremst. Die weißen Blutkörperchen (Leukozyten) können sich nicht mehr so stark vermehren. Diese Vermehrungsblockade nennt sich auch Mitose-Hemmung.

Die Entzündung des betroffenen Gelenks lässt dadurch nach. Infolgedessen verringert sich der Druck im entzündeten Gelenk und der Schmerz lässt nach.

Eine optimale Wirkung kann man jedoch nur erzielen, wenn man das Colchizin innerhalb von zwölf Stunden nach Beginn des Gichtanfalls einsetzt.

Man kann es als Tablette einnehmen. Wichtig ist es, dass man 2 mg Colchizin als einzelne Dosis und 6 mg über den ganzen Tag verteilt, nicht übersteigt. Jede Überschreitung dieser Menge würde zu Vergiftungserscheinungen führen.

Auch bei einer korrekten Dosierung kann es durch Colchizin zu erheblichen Nebenwirkungen kommen.

Häufig treten Durchfälle auf, manchmal auch Übelkeit und Erbrechen.

Um die Durchfälle zu vermeiden, kann man das Colchizin auch spritzen. Aber dann kann es zu Herzrhythmusstörungen kommen.

Wenn man das Colchizin über einen längeren Zeitraum einsetzt, kann auch das Knochenmark und die Niere geschädigt werden. In manchen Fällen kommt es auch zu Haarausfall.

Wegen der ausgeprägten Nebenwirkungen und der potentiellen Giftigkeit des Colchizins, wird es heutzutage nicht mehr so oft eingesetzt wie früher.

Stattdessen werden Schmerzmittel aus der Klasse der Nichtsteroidalen Antirheumatika bevorzugt.

Nicht-Steroidale-Anti-Rheumatika (NSAR)

Bei den nichtsteroidalen Antirheumatika handelt es sich um Schmerzmittel, die außerdem eine entzündungshemmende Wirkung haben.

Die Bezeichnung "nichtsteroidal" deutet darauf hin, dass es sich nicht um Kortison oder ähnliche Mittel handelt.

Bekannte nichtsteroidale Antirheumatika sind beispielsweise Acetylsalicylsäure, Paracetamol oder Ibuprofen.

Acetylsalicylsäure sollte man bei Gicht jedoch auf keinen Fall einnehmen, denn dieser Wirkstoff verhindert die Ausscheidung der Harnsäure (siehe Seite 24).

Indometacin ist das Mittel der Wahl zur Behandlung eines akuten Gichtanfalls.

Dieses Mittel wirkt relativ zuverlässig gegen die Schmerzen und die Entzündung beim akuten Gichtanfall.

Doch es hat auch potentiell einige Nebenwirkungen, beispielsweise:

- Übelkeit
- Magendrücken
- Magen-Darm-Geschwüre
- Schwindel
- Kopfschmerzen

Wenn man Indometacin als Zäpfchen anwendet, kommt es seltener zu Magenbeschwerden.

Antiphlogistika - Entzündungshemmende Mittel

Als ergänzende Behandlung zu nichtsteroidalen Antirheumatika und Colchizin werden manchmal auch Antiphlogistika eingesetzt.

Antiphlogistika sind Medikamente, die gegen Entzündungen wirken.

Der Entzündungsprozess im entzündeten Gelenk des Gichtanfalls wird dadurch gelindert. Infolgedessen lassen auch die Schmerzen nach.

Als alleiniges Medikament gegen den akuten Gichtanfall reichen Antiphlogistika meistens nicht aus. Sie sind aber eine gute Ergänzung, wenn die Nebenwirkungen der anderen Mittel zu stark sind. Man kann die anderen Mittel dank der Antiphlogistika meistens schwächer dosieren und hat dadurch weniger Nebenwirkungen.

Kortison - Glukokortikoide

Das Medikament Kortison entspricht dem körpereigenen Hormon Kortisol.

Kortison wird vor allem eingesetzt, um Entzündungen zu bremsen. Man spricht auch von steroidalen Antirheumatika, denn Kortison gehört chemisch gesehen zur Gruppe der Steroide.

Zu diesem Zweck wird Kortison auch manchmal zur Behandlung des akuten Gichtanfalls verwendet.

Kortison wirkt jedoch nur entzündungshemmend und nicht schmerzlindernd. Der schmerzstillende Effekt kann jedoch indirekt eintreten, weil die Entzündung abgeschwächt wird.

Nach dem Gichtanfall sollte man das Kortison nur langsam absetzen (ausschließlich), da es sonst durch das abrupte Weglassen des Medikamentes zu einem erneuten Gichtanfall kommen kann.

Als Kurzzeitbehandlung kann man Kortison relativ problemlos anwenden.

Als Dauertherapie ist Kortison jedoch nicht zu empfehlen, denn es hat erhebliche Nebenwirkungen, wenn man es dauerhaft anwendet, beispielsweise:

- Stammfettsucht (dicker Bauch)
- Vollmondgesicht
- Immunschwäche
- Dünne Haut
- Muskelschwund

- Osteoporose

Schmerzsalben

Eine gewisse Linderung der Schmerzen beim akuten Gichtanfall kann man auch durch Schmerzsalben erreichen. Dazu eignen sich beispielsweise Salben wie Mobilat® oder Voltaren®.

Diese Salben kann man sanft auf die entzündeten Gelenke auftragen.

Am Anfang des akuten Gichtanfalls, oder wenn er allmählich nachlässt, kann die Wirkung der Salben manchmal als einzige Behandlung ausreichend sein.

Auf dem Höhepunkt des Gichtanfalls reichen Salben jedoch nicht als Behandlung. Man kann sie jedoch ergänzend anwenden.

Auch bei Gelenkschmerzen durch chronische Gicht kann man Schmerzsalben verwenden.

Medikamente zur Senkung der Harnsäurewerte

Zur grundsätzlichen Behandlung der Gicht braucht man Mittel, die den Harnsäurespiegel im Blut senken.

Die medikamentöse Behandlung sollte durch eine purinarme Ernährung unterstützt werden. Außerdem kann man Methoden der Naturheilkunde zum Senken des Harnsäure einsetzen.

Sofern die unterstützenden Methoden nicht ausreichen, um den Harnsäurespiegel zu senken, sollte man harnsäuresenkende Medikamente dauerhaft einnehmen. Ansonsten schreitet die Gicht weiter fort und man wird zunehmend bewegungseingeschränkt und nierenkrank.

Bei den Medikamenten zur Senkung des Harnsäurespiegels unterscheidet man zwischen zwei verschiedenen Arten von Mitteln. Einerseits ein Mittel, das verhindert, dass die Purine in Harnsäure verwandelt werden. Andererseits Mittel, die die Harnsäureausscheidung fördern.

Allopurinol - Urikostatika

Allopurinol ist das klassische Mittel zur Dauerbehandlung der Gicht.

Dieses verschreibungspflichtige Medikament verhindert, dass die Purine aus der Nahrung und aus dem Zellabbau im Körper in Harnsäure verwandelt werden. Das geschieht dadurch, dass Allopurinol der Zwischenstufe Hypoxanthin ähnelt. Der Körper ist dann intensiv damit beschäftigt, das

Allopurinol umzuwandeln, was ihm nicht gelingt. Durch diese Beschäftigung hat der Körper kaum noch Zeit, das Hypoxanthin und das Xanthin zu Harnsäure umzuwandeln. Daher entsteht nur noch wenig Harnsäure.

Die verbleibenden Zwischenstufen der Umwandlung, nämlich Hypoxanthin und Xanthin lassen sich viel leichter mit dem Harn ausscheiden als die Harnsäure.

Dadurch wird der Harnsäurespiegel im Blut gesenkt.

Das Mittel Allopurinol ist zwar meistens gut verträglich, kann aber bei Daueranwendung einige Nebenwirkungen haben, beispielsweise:

- Übelkeit
- Erbrechen
- Zu wenig weiße Blutkörperchen (Leukopenie)
- Allergie gegen Allopurinol, teilweise bedrohlich
- Hautausschlag
- Hautschädigungen
- Leberschädigung
- Nierensteine
- Nervenschädigungen (Polyneuropathie)

Daher wird Allopurinol meistens nicht bei einer leichten Hyperurikämie eingesetzt, sondern erst, wenn der Harnsäurewert 8,5 mg/dl überschreitet.

Wenn die Niere vorgeschädigt ist, sollte man Allopurinol nur in geringen Dosierungen einsetzen.

Beim akuten Gichtanfall darf man kein Allopurinol anwenden, denn das würde den Anfall verstärken. Zu Beginn der Behandlung mit Allopurinol kann sogar ein akuter Gichtanfall ausgelöst werden.

Urikosurika

Urikosurika sind Medikamente, die die Ausscheidung der Harnsäure fördern.

Das bekannteste dieser Mittel heißt Benzbromaron. Andere dieser Mittel heißen Probenecid und Isobromindion.

Diese Mittel helfen der Niere, möglichst viel Harnsäure in den Harn einzubauen.

Dadurch wird der Harnsäurespiegel im Blut gesenkt.

Urikosurika sind eine ziemlich hohe Belastung für die Nieren. Daher sind diese Mittel nicht zur Behandlung bei Nierenschäden geeignet. Ein Problem, das in den späteren Phasen der Gicht oder bei sekundärer Gicht häufig berücksichtigt werden muss.

Ansonsten kommt es eher selten zu Nebenwirkungen, beispielsweise:

- Magen-Darm-Beschwerden
- Allergien
- Hautausschlag

Wichtig ist, dass man viel Wasser trinkt, wenn man Urikosurika anwendet. Nur so kann sich die auszuscheidende Harnsäure gut im Harn auflösen.

Häufig werden Urikosurika zusammen mit Allopurinol angewendet. Das ist jedoch nicht sehr sinnvoll. Der Wirkstoff von Allopurinol wird durch die Urikosurika nämlich auch besonders schnell ausgeschieden. Dadurch kann das Allopurinol nur noch eingeschränkt wirken.

Fazit zur schulmedizinischen Behandlung

Die Schulmedizin bietet mehrere Möglichkeiten zur Behandlung der Gicht, sowohl zur Langzeitbehandlung als auch gegen den akuten Gichtanfall. Doch wenn man die Mittel in hoher Dosis einsetzen muss, besteht die erhöhte Gefahr von Nebenwirkungen.

Daher ist es wichtig, die medikamentöse Behandlung durch eine purinarme Ernährung und eine geeignete Lebensweise zu unterstützen. Auch die unterstützende Behandlung durch die Naturheilkunde kann hilfreich sein.

Auch ist es wichtig, dass man die Gicht möglichst nicht weit fortschreiten lässt.

Denn wenn die Nieren erst einmal geschädigt sind, wird die Behandlung deutlich schwieriger.

Urikosurika können dann nicht mehr eingesetzt werden und Allopurinol nur noch in geringen Mengen.

Auch bei sekundärer Gicht, die auf Nierenproblemen beruht, ist die Behandlung schwierig.

In solch schweren Fällen muss man sich extrem purinarm ernähren, was in leichteren Fällen nicht in dem Ausmaß erforderlich ist.

Naturheilkundliche Behandlung

Die Naturheilkunde bietet ein breites Spektrum von Behandlungsmöglichkeiten bei Gicht.

Leichte Formen der Gicht kann man ausschließlich mithilfe der Naturheilkunde und einer Ernährungsumstellung behandeln.

Dazu sollte man jedoch regelmäßig die Harnsäurewerte kontrollieren lassen, damit die Gicht nicht unbemerkt schlimmer wird.

Wenn die Gicht erst einmal weiter fortgeschritten ist, beispielsweise nach mehreren Gichtanfällen, kann man naturheilkundliche Methoden ergänzend zu schulmedizinischen Medikamenten einsetzen.

Heilpflanzen

Heilkräuter haben eine lange Tradition in der Gichtbehandlung.

Bevor es die modernen Medikamente gab, waren Heilpflanzen oft die einzige Rettung für Gichtpatienten in der Hoffnung auf Linderung ihrer Beschwerden.

Zur Behandlung des akuten Gichtanfalls gibt es nur eine Heilpflanze mit einer nennenswerten Wirkung: die Herbstzeitlose mit ihrem Gift Colchizin.

Für die Daueranwendung zur Senkung des Harnsäurespiegels gibt es hunderte von traditionell eingesetzten Heilpflanzen. Doch ist nicht unbedingt jede dieser Pflanzen tatsächlich gut zur Gichtbehandlung geeignet.

Früher wurde nämlich nicht zwischen Gicht, Rheuma und Arthrose unterschieden. Jede harntreibende Heilpflanze wurde zur Gichtbehandlung und ebenso zur Rheumabehandlung eingesetzt.

Harntreibend um jeden Preis ist jedoch nicht unbedingt immer förderlich bei der Gichtbehandlung. Wenn man die Nieren zu stark reizt, dann können sie nicht in Ruhe die Harnsäure in den Harn einbauen, sondern scheiden nur jede Menge Flüssigkeit aus.

Sinnvoll sind also Heilpflanzen, die sanft harntreibend wirken und außerdem entzündungshemmend, eventuell auch schmerzstillend.

Wichtig ist auch, dass man nicht seinen gesamten Flüssigkeitsbedarf mit harntreibenden Tees deckt. Günstig wäre es, wenn man für jede Tasse Kräutertee zusätzlich zwei Gläser Wasser trinkt und das möglichst drei mal täglich.

Achtung! Wenn man unter einer Nierenschwäche (Niereninsuffizienz) leidet, sollte man keine harntreibenden Tees trinken.

Herbstzeitlose - Colchicum autumnale

Die Herbstzeitlose ist die wichtigste Heilpflanze bei der Gichtbehandlung.

Bei der Herbstzeitlose handelt es sich um eine krokusähnliche Blume, die im Herbst blüht.

In der Herbstzeitlose ist ein Gift namens Colchizin enthalten (siehe Seite 35). Dieses Gift bremst den Entzündungsprozess beim akuten Gichtanfall und lindert dadurch indirekt auch die Schmerzen.

Das Gift ist jedoch sehr stark und nur in einer ganz bestimmten geringen Dosis hilfreich.

Daher darf man die Herbstzeitlose keinesfalls einfach so als Kräutertee trinken.

Nur als Fertigpräparat ist das Colchizin ein sinnvolles Medikament.

Wegen der Giftigkeit ist das Colchizin auch als Fertigpräparat verschreibungspflichtig. Es sollte nur nach Anweisung des Arztes eingesetzt werden.

Auch in der Homöopathie wird die Herbstzeitlose unter dem Namen Colchicum gegen Gicht eingesetzt.

Ackerschachtelhalm - Equisetum arvense

Der Ackerschachtelhalm, auch Zinnkraut genannt, hat eine ausgeprägte harntreibende und blutreinigende Wirkung.

Auch entzündungshemmend wirkt der Ackerschachtelhalm.

Dadurch ist er in doppelter Hinsicht zur Gichtbehandlung geeignet, wie mehrere der nachfolgend vorgestellten Heilpflanzen.

Angelika - Angelica archangelica

Die mannshohe Angelika, gerne auch Engelwurz genannt, ist normalerweise als verdauungsstärkende Heilpflanze bekannt.

Doch sie hat auch die Fähigkeit, gegen Gicht zu helfen. Sie wirkt blutreinigend und entzündungshemmend.

Brennnessel - Urtica dioica

Die Brennnessel ist bekannt für ihre stoffwechselfördernde Wirkung.

Sie wird traditionell sowohl gegen Gicht als auch gegen Rheuma eingesetzt.

Gegen Gicht hilft sie, weil sie blutreinigend und harntreibend wirkt. Außerdem stärkt sie den Stoffwechsel.

Auch gegen Diabetes kann sie etwas helfen. Das ist sehr nützlich, wenn Diabetes und Gicht gemeinsam auftreten.

Goldrute - Solidago virgaurea

Die goldgelb blühende Goldrute ist eine klassische Nierenheilpflanze.

Sie wirkt einerseits harntreibend und blutreinigend und andererseits auch entzündungshemmend.

Außerdem hilft die Goldrute ein wenig gegen Diabetes, was bei einer Kombination von Gicht und Diabetes ein nützlicher Nebeneffekt ist.

Kamille - Matricaria chamomilla

Die Kamille ist fast für jede Krankheit eine nützliche Heilpflanze.

So kann die Kamille auch gegen Gicht helfen.

Das tut sie dank ihrer blutreinigenden und leicht harntreibenden Wirkung. Außerdem wirkt die Kamille stark entzündungshemmend und schmerzstillend.

Die Kamille hilft also nicht nur gegen die Ursache der Gicht, nämlich die erhöhte Harnsäure im Blut. Sie lindernd auch die Beschwerden bei entzündeten Gelenken.

Schafgarbe - Achillea millefolium

Die Schafgarbe teilt viele Eigenschaften der Kamille. Auch sie ist eine sehr vielseitige Heilpflanze.

Sie wirkt blutreinigend und entzündungshemmend.

Außerdem fördert die Schafgarbe die Durchblutung. In gut durchbluteten Körperteilen kann die Harnsäure nicht so leicht auskristallisieren.

Auch eine gewisse Heilwirkung gegen Diabetes wird ihr nachgesagt.

Süßholz - Radix Liquiritiae

Das süßlich nach Lakritze schmeckende Süßholz hat eine mehrfache Heilwirkung gegen Gicht.

Es wirkt blutreinigend, harntreibend und entzündungshemmend.

Sogar eine gewisse schmerzstillende Wirkung hat das Süßholz.

Wenn man Bluthochdruck hat, sollte man das Süßholz nicht einsetzen.

Teufelskralle - Harpagophytum procumbens

Die afrikanische Teufelskralle hat in den letzten Jahren Karriere als Heilmittel gegen Gelenkentzündungen gemacht.

Sie wirkt entzündungshemmend und abschwellend. Auch eine schmerzstillende Wirkung hat sie.

Dadurch kann man sie als Heilmittel gegen Gicht einsetzen.

Von der Teufelskralle gibt es viele Fertigpräparate. Man bekommt diese Mittel sogar in Drogerien und Supermärkten.

Wacholder - Juniperus communis

Die Wacholderbeere ist normalerweise eher als Gewürz bekannt.

Doch sie ist auch ein vielseitiges Heilmittel.

Wacholderbeeren wirken blutreinigend und harntreibend. Auch der Stoffwechsel wird von der Wacholderbeere angeregt. Sie haben auch eine schmerzstillende Wirkung.

Da Wacholderbeeren angenehm würzig und süß schmecken, können sie in Teemischungen zu einem guten Geschmack beitragen.

Teemischung

Heilpflanzen eignen sich zur Anwendung als Teemischung.

Dadurch kann man die Wirkung mehrerer Heilpflanzen kombinieren. Eventuelle Nebenwirkungen, die die Pflanzen bei einzelner Anwendung haben könnten, werden durch die Kombination verhindert.

Bei der nachfolgenden Teemischung werden 100 Gramm Kräuter zusammengestellt. Diese Mischung dient als Vorrat.

So bereitet man den Tee zu:

- Von der Teemischung nimmt man einen gehäuften Teelöffel pro Tasse.
- Die Kräuter werden mit kochendem Wasser übergossen.
- Den Tee lässt man 10 bis 15 Minuten ziehen.
- Dann filtert man den Tee ab.
- Den Tee trinkt man in kleinen Schlucken, am besten ungesüßt.
- Anschließend trinkt man ein bis zwei Gläser Wasser, damit die Niere genug Wasser hat, um die Harnsäure lösen zu können.

Die Teemischung setzt sich aus folgenden Heilpflanzen zusammen:

- 20 gr Angelika-Wurzel
- 20 gr Wacholder-Beeren
- 10 gr Ackerschachtelhalm-Kraut
- 10 gr Brennnessel-Kraut
- 10 gr Goldruten-Kraut
- 10 gr Kamillen-Kraut
- 10 gr Schafgarben-Kraut
- 10 gr Süßholz-Wurzel

Wer unter Bluthochdruck leidet, sollte auf die Süßholzwurzel verzichten. Stattdessen kann man die Menge der Angelika-Wurzel erhöhen.

Die einzelnen Heilpflanzen wurden wegen folgender Wirkungen in die Teemischung aufgenommen:

- Angelika: blutreinigend, entzündungshemmend
- Wacholder: blutreinigend, harntreibend, schmerzlindernd
- Ackerschachtelhalm: blutreinigend, entzündungshemmend, harntreibend
- Brennnessel: blutreinigend, harntreibend
- Goldrute: blutreinigend, harntreibend
- Kamillen: blutreinigend, entzündungshemmend, schmerzlindernd
- Schafgarben: blutreinigend, entzündungshemmend, harntreibend
- Süßholz: blutreinigend, entzündungshemmend, schmerzlindernd

Diese Teemischung kann man auf Wunsch sechs Wochen hintereinander anwenden. Danach sollte man ein bis drei Wochen Pause damit machen, bevor man ihn wieder für sechs Wochen trinken kann. Die Pause dient dazu, dass sich der Körper nicht zu sehr an die Heilpflanzen gewöhnt, was ihre Wirkung verringern würde.

Man kann die Teemischung auch als Inspiration nehmen und sich selbst einen Tee zusammenstellen.

Schüssler-Salze

Die Biochemie nach Dr. Schüssler ist eine beliebte, sanfte Heilmethode. Meistens nennt man diese Methode einfach "Schüssler-Salze".

Sie basiert auf der Idee, dass Krankheiten durch einen Mangel an Mineralsalzen in den Zellen entstehen. Die Schüsslersalze sind homöopathisch potenzierte Mineralsalze, die diesen Mangel ausgleichen sollen.

Sie werden normalerweise als Tabletten auf der Basis von Milchzucker angeboten. Wer eine Laktose-Intoleranz hat, kann alternativ Schüsslersalze als Globuli (Zucker-Kügelchen) verwenden.

Man kann die Schüsslersalze ergänzend zu anderen Behandlungsmethoden gegen Gicht einsetzen.

Schüsslersalze sind rezeptfrei aber apothekenpflichtig. Man kann sie in jeder Apotheke bestellen.

Schüsslersalze gegen akuten Gichtanfall

Beim akuten Gichtanfall ist ein Mittel besonders geeignet:

- Nr. 9 Natrium Phosphoricum

Da es um eine Akutbehandlung geht, ist eine häufige Einnahme der Tabletten sinnvoll.

Während der intensiven Phase des Gichtanfalls nimmt man etwa einmal pro Stunde eine Tablette und lässt sie langsam im Munde zergehen.

Zusätzlich kann man eine Schüssler-Salbe mit Nr. 9 Natrium Phosphoricum sanft auf das entzündete Gelenk auftragen.

Schüsslersalz als Heißgetränk

Alternativ oder ergänzend kann man das Schüsslersalz auch als Heißgetränk anwenden.

Durch die Auflösung in heißem Wasser wirkt das Schüssler-Heißgetränk besonders intensiv und schnell.

Dazu geht man folgendermaßen vor:

- Geben Sie 5 bis 10 Tabletten von Nr. 9 Natrium Phosphoricum in eine Tasse.

- Gießen Sie heißes Wasser über die Tabletten.
- Warten Sie, bis sich die Tabletten aufgelöst haben.
- Mit einem Plastiklöffel können Sie umrühren, damit sich die Tabletten schneller auflösen. Metalllöffel sollten nicht verwendet werden.
- Trinken Sie das Heißgetränk in kleinen Schlucken.

Schüsslersalze zur Dauerbehandlung

Um in der anfallsfreien Zeit die Harnsäureausscheidung zu unterstützen, können auch Schüsslersalze angewendet werden.

Zu diesem Zweck eignen sich vor allem zwei Mittel:

- Nr. 9 Natrium Phosphoricum
- Nr. 11 Silicea

Diese beiden Mittel nimmt man im Wechsel ein, beispielsweise:

- Morgens: 5 - 10 Tabletten Nr. 9 Natrium Phosphoricum
- Abends: 5 - 10 Tabletten Nr. 11 Silicea

Nach jeder Einnahme trinkt man mindestens ein Glas Wasser.

Wenn man will, kann man auch die Salben dieser beiden Schüsslersalze auf das Gelenk einreiben, das bei Gichtanfällen betroffen ist.

Ergänzende Schüssler-Salze

Es gibt auch noch weitere Schüssler-Salze, die auf die Gichtbehandlung einen günstigen Einfluss haben können.

Es handelt sich dabei um folgende Salze:

- Nr. 3 Ferrum Phosphoricum
- Nr. 4 Kalium Chloratum
- Nr. 8 Natrium Chloratum
- Nr. 12 Calcium Sulfuricum

Diese Mittel kann man auf Wunsch einzeln oder im Wechsel zusätzlich zu den anderen beiden Mitteln anwenden.

Die gesamte Tagesdosis sollte etwa bei zwei bis drei Mal täglich 5 bis 10 Tabletten liegen.

Man kann ausprobieren, welche Mittelkombination einem am besten hilft. Das ist individuell durchaus verschieden.

Homöopathie

Der Arzt Dr. Hahnemann hat im 19. Jahrhundert die Homöopathie entwickelt, die auch heute nichts von ihrer Aktualität eingebüßt hat.

Hahnemann fand heraus, dass Gesundheitsbeschwerden durch Mittel gelindert werden können, die beim Gesunden ähnliche Beschwerden auslösen können.

Als veranschaulichendes Beispiel kann man die Biene nehmen, die als homöopathisches Mittel gegen brennende Schmerzen, Hautausschläge und Schwellungen eingesetzt wird. Daher wird die Biene (Apis mellifica) auch beim akuten Gichtanfall eingesetzt.

Aus diesem Grundprinzip ergibt sich der Leitsatz der Homöopathie:

Similia similibus curentur - Ähnliches wird durch Ähnliches geheilt.

Homöopathische Mittel werden außerdem potenziert angewendet. Das bedeutet, dass sie stufenweise verdünnt werden. Wenn das Mittel mehrmals mit der zehnfachen Menge Verdünnungsmittel (z.B. Wasser) verdünnt wird, spricht man von D-Potenzen. Bei mehreren hundertfachen Verdünnungen ergeben sich C-Potenzen.

Für die Laienhomöopathie eignen sich niedrige Potenzen zwischen D4 und D12.

Wenn man eine gezielte Konstitutionsbehandlung mithilfe der Homöopathie haben will, dann geht man am besten zu einem erfahrenen Homöopathen. Dieser findet mithilfe einer ausführlichen Befragung das individuell am besten passende Mittel heraus.

Homöopathische Mittel von D4 aufwärts sind rezeptfrei aber apothekenpflichtig. Man kann sie in Apotheken bestellen.

Akuter Gichtanfall

Zur Behandlung des akuten Gichtanfalls eignen sich folgende homöopathische Mittel:
- Acidum benzoicum
- Apis mellifica
- Belladonna
- Bryonia
- Colchicum autumnale
- Ledum

Die Mittel werden wahlweise in den Potenzen D4 bis D6 angewendet.

- Anfangs nimmt man stündlich 5 Globuli oder 5 Tropfen.
- Wenn der Gichtanfall etwas nachlässt, reduziert man die Häufigkeit auf 3 mal täglich 20 Globuli oder Tropfen.

Dauerbehandlung der Gicht und Hyperurikämie

Für die Dauerbehandlung der Gicht eignen sich andere homöopathische Mittel.

Folgende Mittel sind besonders gut geeignet, um die Senkung des Harnsäurespiegels und die Verringerung der Entzündungen zu unterstützen:

- Adlumia fungosa
- Berberis vulgaris
- Perilla ocymoides
- Rhus toxicodendron

Die Mittel werden wahlweise in den Potenzen D6 oder D12 angewendet.

- Man nimmt 3 mal täglich 5 bis 10 Globuli oder Tropfen ein.

Aromatherapie

Die Aromatherapie ist die Heilkunst mit ätherischen Ölen. Ätherische Öle sind die duftenden Bestandteile vieler Pflanzen.

Diese ätherischen Öle riechen nicht nur intensiv, sie haben auch vielfältige Heilwirkungen. Unter anderem können sie schmerzstillend wirken und Entzündungen verringern. Manche ätherische Öle haben auch eine kühlende Wirkung.

Folgende ätherische Öle eignen sich zur Behandlung der von Gicht betroffenen Gelenke:

- Basilikum
- Cajeput
- Fichte
- Kamille
- Kampfer
- Kiefer
- Minze
- Niaouli
- Rosmarin
- Sassafras
- Wacholder

- Zitrone

Suchen Sie sich ganz nach Ihren Vorlieben eines oder mehrere dieser ätherischen Öle aus.

Man erhält ätherische Öle in Bioläden, Kräuterläden und Apotheken, manchmal auch in gut sortierten Drogerien.

Anwendung der ätherischen Öle

So werden die ätherischen Öle angewendet:

- Besorgen Sie sich ein gutes Pflanzenöl, beispielsweise Mandelöl, Jojobaöl oder Rapsöl.
- Füllen Sie 100 ml dieses Pflanzenöls in eine Flasche.
- Tropfen Sie zunächst insgesamt 50 Tropfen der gewünschten ätherischen Öle in das Pflanzenöl.
- Schütteln Sie die Flasche, damit sich Pflanzenöl und ätherische Öle vermischen.
- Riechen Sie an der Mischung und tragen Sie ein wenig auf Ihren Handrücken auf.
- Wenn Ihnen der Duft noch zu schwach ist, fügen Sie weitere 50 Tropfen der ätherischen Öle hinzu.
- Schütteln und probieren Sie erneut.
- Wenn Sie mit Ihrer Ölmischung zufrieden sind, können Sie sie anwenden.
- Reiben Sie das oder die von Gicht betroffenen Gelenke sanft damit ein.

Akupunktur

Die chinesische Akupunktur ist eine gern genutzte Möglichkeit, um die Gichtbehandlung zu unterstützen.

Akupunktur ist eine Heilmethode, die vom Fachmann durchgeführt werden muss. Eine Selbstbehandlung ist nicht möglich.

Bei der Akupunktur handelt es sich um eine Behandlungsmethode, die auf den Lehren der traditionellen chinesischen Medizin (TCM) beruht.

Diese Lehre geht von Energieleitbahnen im Körper aus, durch die die Lebensenergie zirkuliert. Man nennt diese Energieleitbahnen "Meridiane". Die Organe des Körpers werden über die Meridiane mit Lebensenergie versorgt.

Wenn der Energiefluss in den Meridianen gestört ist, kommt es zu Gesundheitsbeschwerden und Krankheiten.

Auch die Gicht wird als Störung des Energieflusses interpretiert. Die genaue Erklärung kann von Patient zu Patient abweichen.

Damit die Energie wieder ungestört fließen kann, werden bei der Akupunktur dünne Nadeln an bestimmte Punkte im Verlauf der Meridiane gestochen.

Je nach Bedarf wird dadurch der Energiefluss beschleunigt oder verlangsamt.

Mithilfe der Pulsdiagnose kann der Fachmann feststellen, in welchen Meridianen zu viel und in welchen zu wenig Energie fließt.

Akupunkturpunkte zur Gichtbehandlung

Die Akupunkturpunkte, die bei der Behandlung der Gicht verwendet werden, hängen vom individuellen Befund des Energieflusses ab.

Besonders häufig verwendete Akupunkturpunkte sind folgende:

- Bl-58 : Blase stärkend, gegen Rückenschmerzen.
- Ma-36 : Knieschmerzen, durchblutungsfördernd.
- Mi-5 : Feuchtigkeit vertreibend.
- Mi-6 : Stärkung von Milz und Nieren, Feuchtigkeit

Weitere zehn Punkte sind typisch für die Gichtbehandlung.

Schmerzen bei der Behandlung

Die Schmerzhaftigkeit der Akupunkturbehandlung hängt von der jeweiligen Akupunktur-Schule ab.

- Bei der taiwanesischen Akupunktur werden dünne Nadeln sehr tief eingestochen
- Bei der chinesischen Akupunktur werden dickere Nadeln sehr tief eingestochen. Diese Behandlungsweise ist schmerzhaft.
- Bei der japanischen Akupunktur werden dünne Nadel nur wenig tief eingestochen. Diese Behandlungsweise ist kaum schmerzhaft und wird daher immer beliebter.

Ziel der Behandlung

Durch die Akupunkturbehandlung sollen die Schmerzen in den Gelenken gelindert werden und die Entzündungen zurück gehen.

Außerdem soll die Harnsäure besser ausgeschieden werden.

Ferner sollen die Nieren gestärkt werden, um ihrer Aufgabe besser gewachsen zu sein.

Sichtweise der Schulmedizin

Die Schulmedizin erkennt gewisse Erfolge der Akupunktur gegen die Schmerzen bei Gicht an.

Die Wirkungsweise der Akupunktur ist jedoch nicht wissenschaftlich erklärbar.

Auch wenn die Akupunkturbehandlung Erfolg hat, sollte eine purinarme Ernährung beibehalten werden.

Einige Krankenkassen übernehmen die Kosten der Akupunktur-behandlung bei Gicht.

Andere Formen der Akupunktur

Es gibt auch Varianten der Akupunktur-Behandlung, bei denen nicht die üblicherweise verwendeten Nadeln eingesetzt werden.

- **Akupressur:** hier werden die Punkte mit den Fingern gedrückt. Daher eignet sie sich zur Selbstbehandlung.
- **Moxibustion:** die verwendeten Nadeln werden zusätzlich durch glühenden Beifuß erhitzt.
- **Laserakupunktur:** hierbei wird Laserlicht anstelle der Nadeln verwendet.
- **Elektroakupunktur:** hier werden elektrisch geladene, dünne Elektroden anstell der Nadeln verwendet. Bedingt zur Selbstbehandlung geeignet.
- **Injektionsakupunktur:** anstelle der einfachen Nadeln werden Spritzen eingestochen und ein Mittel injiziert.

Neuraltherapie

Die Neuraltherapie ist eine Heilmethode, die sich gut zur Behandlung des akuten Gichtanfalls eignet.

Auch bei der chronischen Gicht kann die Neuraltherapie eingesetzt werden.

Prinzip der Neuraltherapie

Bei der Neuraltherapie wird an bestimmte Stellen des Körpers ein lokales Betäubungsmittel direkt unter der Haut eingespritzt. Dazu werden beispielsweise Lidocain oder Procain verwendet.

Meistens wird direkt im Bereich des Schmerzes gespritzt.

Die Wirkung setzt oft verblüffend schnell ein, sodass Schmerzen innerhalb von Sekunden verschwinden können. Daher spricht man auch vom Sekundenphänomen.

Weil die Wirkung sehr effektiv ist, wird diese Form der Schmerzlinderung auch von der Schulmedizin eingesetzt.

Die Segmenttherapie der Neuraltherapie setzt die Spritzen nicht direkt am Ort der Beschwerden, sondern in Reflexzonen, die mit den erkrankten Bereichen assoziiert sind. Das Prinzip ist etwas ähnlich wie bei der Akupunktur.

Wegen der Wirkung auf übergeordnete Regelkreise spricht man bei dieser Form der Neuraltherapie auch von einer Regulations- oder Umstimmungstherapie.

Häufig wird die richtige Reflexzone durch Versuch und Irrtum herausgefunden. Wenn die Injektion an einer Stelle zu einer Verbesserung führt, hat man die richtige Stelle gefunden.

Diese Variante der Neuraltherapie wird von der Schulmedizin nicht angewendet.

Wichtige Hinweise!

Bevor man die Neuraltherapie einsetzt, sollte man ärztlich abklären lassen, ob man gegen die verwendeten Mittel allergisch reagiert.

Bei Herzerkrankungen sollte die Neuraltherapie nicht eingesetzt werden.

Direkt nach der Neuraltherapie-Behandlung sollte man nicht Auto fahren, und keine gefährlichen Maschinen bedienen, weil die Behandlung manchmal zu einer eingeschränkten Fahrtüchtigkeit führen kann.

Neuraltherapie beim akuten Gichtanfall

Beim akuten Gichtanfall wird die Injektion im Bereich des schmerzenden Gelenks gegeben. Diese Methode führt oft zu einer sehr schnellen Linderung der Schmerzen.

Daher ist sie sehr beliebt.

Neuraltherapie bei der chronischen Gicht

Zur Behandlung der chronischen Gicht zwischen den Anfällen wird die Neuraltherapie meistens als Segmenttherapie eingesetzt.

Hierbei erfolgen die Spritzen in Reflexzonen des Körpers, die mit der Niere und dem Stoffwechsel assoziiert sind.

Ausleitende Verfahren

Bei ausleitenden Verfahren wird versucht, die Ausscheidung schädlicher Stoffe aus dem Körper zu unterstützen.

Die meisten ausleitenden Verfahren haben eine jahrhundertealte Tradition, denn in der Medizin des Mittelalters ging man davon aus, dass schlechte Säfte die Krankheiten verursachen.

Bei der Gicht trifft das in gewisser Weise sogar zu. Denn wenn man die Harnsäure im Blut als schlechten Saft interpretiert, verursacht der schlechte Saft die Gichtprobleme.

Die Harnsäure soll vermehrt ausgeschieden werden. Genau das wird durch ausleitende Heilmethoden bezweckt.

Die meisten ausleitenden Verfahren werden von Heilpraktikern oder Naturärzten angewendet.

Aderlass

Schon in der Antike war der Aderlass bekannt. Im Mittelalter war er die beliebteste Heilmethode der Ärzte. Sie setzten den Aderlass sogar dann immer wieder ein, wenn er den Patienten in Gefahr brachte.

Bei gut genährten Menschen mit mehr oder weniger viel Übergewicht kann ein Aderlass jedoch durchaus hilfreich sein.

Beim Aderlass werden zwischen 50 bis 400 ml Blut abgenommen. Dazu wird eine dicke Kanüle verwendet. Die entnommene Blutmenge ist also geringer als bei einer Blutspende.

Der Aderlass wird im Liegen durchgeführt, damit es nicht zu Kreislaufproblemen kommt.

Durch die Blutentnahme muss der Körper frisches Blut herstellen, was eine belebende und anregende Wirkung haben kann. Das Blut wird dadurch dünnflüssiger und der Blutdruck vorübergehend etwas gesenkt.

Naturgemäß wird bei der Prozedur auch eine geringe Menge Harnsäure mitsamt dem Blut entfernt.

Nach einem Aderlass sollte man viel trinken, damit der Körper genug Flüssigkeit zur Verfügung hat, um das Blut nachzubilden.

Blutegel

Auch wenn Blutegel für die meisten Menschen unbekannte, gruselige Lebewesen sind, können sie doch in der Heilkunde wertvolle Dienste leisten.

Der medizinisch verwendete Blutegel Hirudo medicinalis steht unter Naturschutz. Deswegen werden ausschließlich gezüchtete Blutegel verwendet, die allen hygienischen Vorschriften entsprechen. Jeder Blutegel wird nur einmal verwendet.

Blutegel saugen einerseits Blut und geben andererseits gerinnungshemmende und blutverdünnende Substanzen in den Körper ab.

Ein oder mehrere Blutegel werden im Bereich der entzündeten Stelle aufgesetzt. Es dauert zwischen zehn und dreißig Minuten, bis sie sich vollgesaugt haben und von selbst abfallen.

Durch die Behandlung kann das Blut an der behandelten Stelle besser fließen und Entzündungen gehen zurück.

Man kann die Blutegel bei akutem Gichtanfall einsetzen.

Wenn man Glück hat, hält die schmerzlindernde Wirkung monatelang an.

Blutegel werden manchmal auch von Schulmedizinern eingesetzt.

Cantharidenpflaster

Ein Cantharidenpflaster ist eine alte Heilmethode, die schon in der alten arabischen Medizin bekannt war.

Für ein Cantharidenpflaster werden getrocknete, gemahlene Spanische Fliegen auf ein Pflaster aufgestrichen.

Da die Spanische Fliege ein sehr starkes Reizgift enthält, wirkt das Cantharidenpflaster reizend auf die Stelle der Behandlung.

Das Pflaster wird auf ein entzündetes Gelenk aufgetragen oder auf eine Stelle mit Gichttophis. Dort verbleibt das Pflaster zwischen acht und 12 Stunden. In dieser Zeit wird die Haut stark gereizt und es bilden sich eine oder mehrere Blasen. In den Blasen sammelt sich ein Wundsekret, das die schädlichen Stoffe enthalten soll.

Nach dem Entfernen des Pflasters wird die Blase punktiert (hinein gestochen), damit das Sekret abfließen kann.

Die Heilwirkung des Cantharidenpflasters ist wissenschaftlich nicht erklärbar.

Eigenblut-Therapie

Bei einer Eigenblut-Therapie wird dem Patienten etwas Blut entnommen und wieder in den Körper gespritzt.

Die Idee dahinter ist, dass der Körper durch die Rückinjektion des eigenen Blutes merkt, was alles nicht in Ordnung mit ihm ist. Dadurch sollen die Selbstheilungskräfte aktiviert werden.

Aufgrund ihrer Wirkungsweise handelt es sich bei der Eigenblut-Therapie um eine Reiztherapie. Sie wurde gegen Ende des 19. Jahrhunderts entwickelt.

Meistens wird die Eigenblut-Therapie von Heilpraktikern oder Naturärzten durchgeführt.

Gichtbehandlung mit Eigenblut

Bei der Gicht kann man einerseits den akuten Gichtanfall mit der Eigenblut-Therapie behandeln. Der Verlauf des Gichtanfalls soll dadurch verkürzt und gelindert werden.

Auch gegen chronische Gichtbeschwerden kann die Eigenblut-Behandlung eingesetzt werden. Die chronischen Entzündungsprozesse sollen verringert werden und die Ausscheidung der Harnsäure verbessert.

Varianten der Eigenblutbehandlung

Bei der Eigenbluttherapie wird nicht immer nur das unveränderte Blut wieder in den Körper gespritzt. Es gibt verschiedene Varianten der Eigenblutbehandlung.

- **Unverändertes Blut:** Etwa 1 bis 5 ml Blut wird aus der Vene entnommen. Das Blut wird nach einer Wartezeit in den Muskel des Hinterns injiziert.
- **Mischinjektion:** Das Blut wird nach der Entnahme mit einem geeigneten Mittel (z.B. Traumeel®) vermischt und in den Hinternmuskel gespritzt.
- **UV-Bestrahlung:** Nach der Entnahme wird das Blut zunächst mit UV-Licht bestrahlt. Dann wird es gespritzt.

- **Hämoaktivator:** Das entnommene Blut wird in einem speziellen Gerät, dem Hämoaktivator, aufbereitet und dann erst gespritzt.
- **Potenzierung:** Das entnommene Blut wird homöopathisch potenziert (z.B. C6) und dann gespritzt. Dieses homöopathisch aufbereitete Blut kann man auch tropfenweise einnehmen, wie homöopathische Tropfen. Von dem Blut ist durch die Potenzierung nichts mehr zu sehen und zu schmecken.

Manchmal wird das Blut nicht in den Muskel des Hinterns, sondern in die Vene oder unter die Haut gespritzt.

Meistens wird die Behandlung nach einigen Tagen wiederholt. Insgesamt erstreckt sie sich über mehrere Wochen.

Wichtige Hinweise!

Wenn man unter Allergien oder Autoimmunkrankheiten leidet, sollte man keine Eigenblutbehandlung durchführen. Nur in der potenzierten Variante mit Einnahme der Tropfen ist die Eigenblutbehandlung dann sinnvoll.

Manchmal kommt es bei der Eigenblutbehandlung zu einer Erstverschlimmerung. Das bedeutet, die Beschwerden werden zunächst schlechter, bevor sie besser werden. Die anfängliche Verschlechterung sollte jedoch nicht zu stark ausfallen und auch nicht zu lange andauern. Falls doch, sollte schnell ein Arzt aufgesucht werden.

Sauerstoff-Therapie

Die Sauerstoff-Therapie hat das Ziel, den Körper mit mehr Sauerstoff zu versorgen, um die Beschwerden der Gicht zu lindern.

Wenn man älter wird, nimmt man aufgrund von Bewegungsmangel, Krankheiten, Stress und Umweltgiften immer weniger Sauerstoff auf, besagt die Theorie der Sauerstoff-Therapie. Durch schlechte Sauerstoffversorgung funktioniert der Stoffwechsel nicht richtig und auch die Organe können ihre Aufgabe nicht optimal erfüllen.

Mithilfe der Sauerstofftherapie soll wieder mehr Sauerstoff in den Körper gelangen und dadurch die Gesundheit verbessert werden.

In Hinblick auf die Gicht bedeutet das, dass die Entzündungen der Gelenke gelindert werden sollen. Außerdem sollt die Harnsäureausscheidung durch die Niere wieder verbessert werden.

Es gibt verschiedene Behandlungsansätze für die Sauerstofftherapie.

Hämatogene Oxydationstherapie (HOT)

Die Hämatogene Oxydationstherapie ist eine Art Eigenblutbehandlung (siehe Seite 56).

Bei dieser Heilmethode werden etwa 80 ml Blut aus der Vene entnommen.

Das Blut wird zunächst mit einem gerinnungshemmenden Mittel versetzt, damit es nicht gerinnt. Dann wird das Blut mit Sauerstoff aufgeschäumt. Das schaumige Blut wird mit UV-Licht bestrahlt.

Dann wird abgewartet, bis sich der Schaum zurückbildet und das Blut wieder flüssig ist.

Dieses behandelte Blut wird dem Patienten dann wieder in die Blutbahn gespritzt.

Die Behandlung dauert etwa 45 Minuten. Sie wird ungefähr zehn Mal wiederholt, jeweils im Abstand von drei bis vier Tagen oder einer Woche.

Während und kurz nach der Behandlung sollte man sich körperlich nicht anstrengen.

Die Hämatogene Oxydationstherapie wird meistens von einem Arzt durchgeführt.

Sauerstoff-Mehrschritt-Therapie (SMT)

Bei der Behandlung mit der Sauerstoff-Mehrschritt-Therapie gibt es drei Schritte.

1. Zuerst werden Mittel eingenommen, die die Sauerstoffaufnahme fördern. Das ist beispielsweise ein Getränk mit Vitaminen und Mineralstoffen.
2. Anschließend wird über eine Maske Sauerstoff eingeatmet. Dieser Schritt dauert etwa 30 bis 45 Minuten.
3. Danach werden für etwa 10 Minuten körperliche Übungen durchgeführt, damit sich der Sauerstoff gut im Körper verteilt.

Eine Sitzung mit der Sauerstoff-Mehrschritt-Therapie dauert insgesamt etwa zwei Stunden. Sie wird bis zu 20 Mal wiederholt. Jede Woche finden drei bis fünf Sitzungen statt.

Meistens wird die Sauerstoff-Mehrschritt-Therapie durch einen Heilpraktiker durchgeführt.

Kontraindikation

Wenn man unter Epilepsie, schweren Atemwegserkrankungen, Schilddrüsenüberfunktion oder einem überaktiven Immunsystem leidet, dann darf man keine Sauerstoff-Therapie durchführen.

Umschläge

Wickel und Umschläge kann man anwenden, um die Entzündung und die Schmerzen beim akuten Gichtanfall zu lindern. Sie können die Schmerzen etwas lindern. Im Allgemeinen wird das als alleinige Maßnahme gegen den akuten Gichtanfall nicht ausreichen, sodass man zusätzlich Medikamente braucht.

Auch bei chronischer Gicht kann man Umschläge gegen die Entzündungsvorgänge anwenden.

Es gibt zahlreiche verschiedene Arten von Umschlägen. Hier werden nur einige bekannte Umschläge beschrieben. Beachten Sie außerdem den Schwedenkräuter-Umschlag (siehe Seite 62) und den Propolis-Umschlag (siehe Seite 65), die bei den jeweiligen Beschreibungen der beiden Hausmittel vorgestellt werden.

Folgende Hilfsmittel braucht man generell für Umschläge und Wickel:

- Ein dünnes Baumwoll- oder Leinentuch, z.B. Geschirrhandtuch oder Babywindel.
- Ein dickeres Baumwolltuch, z.B. kleines Handtuch oder Moltontuch.
- Plastikunterlage als Feuchtigkeitsschutz oder dickes Handtuch.
- Eventuell Wolltuch für warme Umschläge.

Kalte Umschläge

Beim akuten Gichtanfall ist es nicht ganz eindeutig, ob ein kalter oder warmer Umschlag besser geeignet ist.

Kalte Umschläge sind geeignet, um das heiße, entzündete Gelenk zu kühlen. Dadurch haben sie eine lindernde Wirkung, können die Entzündung etwas verringern und die Schmerzen lindern.

Doch kalte Umschläge haben bei Gicht einen entscheidenden Nachteil:

Die Harnsäure kristallisiert leichter aus, wenn die Umgebung kalt ist. Daher kann ein kalter Umschlag in manchen Fällen sogar eher schaden als nützen.

Ob ein kalter oder warmer Umschlag in Ihrem Fall besser geeignet sind, probieren Sie am besten aus. Im Allgemeinen werden Sie schnell feststellen, ob sich das eine oder das andere besser anfühlt.

So führen Sie einen kalten Umschlag durch:

- Tauchen Sie ein Baumwoll- oder Leinentuch in kaltes Wasser und wringen Sie es anschließend leicht aus.
- Legen Sie das kühle, feuchte Tuch vorsichtig auf das entzündete Gelenk.
- Wickeln Sie ein dickeres Baumwolltuch über das feuchte Tuch.
- Lassen Sie den Umschlag 10 bis 20 Minuten lang auf dem Gelenk.
- Entfernen Sie den Umschlag.
- Bei Bedarf können Sie diesen Umschlag wiederholen.

Warme Umschläge

Warme Umschläge können einerseits beim akuten Gichtanfall hilfreich sein, damit sich die kristallisierten Harnsäurekristalle wieder lösen können. Dann kann die Harnsäure mit dem Blut abtransportiert werden.

Auch bei der chronischen Gicht können warme Umschläge helfen, die Harnsäure aus dem Gelenk zu lösen. Außerdem hilft Wärme dabei, heilende Vorgänge des Körpers auszulösen oder zu verstärken.

Wenn man Pech hat, kann ein warmer Umschlag eine bestehende Entzündung jedoch verschlimmern.

Daher sollte man mit warmen Umschlägen vorsichtig beginnen, das heißt zunächst nur leicht warm und nur kurzzeitig.

Wenn man gute Erfahrungen mit warmen Umschlägen gemacht hat, kann man sie intensivieren.

So wird ein warmer Umschlag durchgeführt:

- Tauchen Sie ein Baumwoll- oder Leinentuch in fast heißes Wasser und wringen Sie es anschließend leicht aus.
- Überprüfen Sie die Temperatur des Tuches an einer empfindlichen Stelle, z.B. Wange oder innerer Unterarm. Das Tuch sollte nicht zu heiß sein, denn man soll sich daran nicht verbrennen.
- Legen Sie das kühle, feuchte Tuch vorsichtig auf das entzündete Gelenk.
- Wickeln Sie ein dickeres Baumwolltuch über das feuchte Tuch.

- Lassen Sie den Umschlag 30 Minuten bis 2 Stunden lang auf dem Gelenk.
- Entfernen Sie den Umschlag.

Quarkumschlag

Der Vorteil von Quark als wirksame Substanz in einem Wickel ist seine kühlende Wirkung. Außerdem zieht er Entzündungen aus dem Körper.

Der Quarkumschlag ist daher sowohl zur Behandlung des akuten Anfalls als auch zur Behandlung chronisch entzündeter Gichtgelenke geeignet.

So führt man den Quarkumschlag durch:

- Streichen Sie kühlen Quark etwa zentimeterdick auf ein Baumwoll- oder Leinentuch.
- Legen Sie das bestrichene Tuch vorsichtig mit der Quarkseite nach innen auf das entzündete Gelenk.
- Wickeln Sie ein dickeres Baumwolltuch über das feuchte Tuch.
- Lassen Sie den Umschlag 60 bis 90 Minuten lang auf dem Gelenk.
- Entfernen Sie den Umschlag.
- Reinigen Sie das quarkverschmierte Gelenk mit vorsichtig mit kaltem Wasser.

Lehmumschlag - Heilerde-Umschlag

Lehm oder Heilerde haben eine kühlende und entzündungshemmende Wirkung.

Außerdem ziehen die feinen Lehm- oder Heilerde-Partikel mithilfe der Osmosewirkung überschüssige Flüssigkeit aus dem entzündeten Bereich. Dadurch wird der Druck auf Gelenk und Nerven verringert und die Schmerzen werden gelindert. Auch Abfall- und Schadstoffe können mitsamt der Flüssigkeit aus dem entzündeten Gelenk gezogen werden.

Der Lehm- oder Heilerde-Umschlag ist daher sehr gut zur Behandlung des akuten Gichtanfalls geeignet. Auch gegen chronische Gicht hat er sich bewährt.

Heilerde oder Lehmpulver für Umschläge erhalten Sie in Apotheken und teilweise auch in Drogerien.

So wird der Lehm- und Heilerde-Umschlag durchgeführt:

- Rühren Sie das Lehm- oder Heilerde-Pulver mit kaltem Wasser an.

- Streichen Sie den Lehmbrei etwa zentimeterdick auf ein Baumwoll- oder Leinentuch.
- Legen Sie das bestrichene Tuch vorsichtig mit der Lehmseite nach innen auf das entzündete Gelenk.
- Wickeln Sie ein dickeres Baumwolltuch über das feuchte Tuch.
- Lassen Sie den Umschlag 60 bis 90 Minuten lang auf dem Gelenk.
- Entfernen Sie den Umschlag.
- Reinigen Sie das lehmverschmierte Gelenk mit vorsichtig mit kaltem Wasser.

Essigwickel

Mithilfe von Essig wird die kühlende Wirkung von kalten Umschlägen verstärkt. Man kann Essigwickel daher zur Kühlung und Linderung der Schmerzen einsetzen.

Solch ein Essigwickel eignet sich vor allem zur Behandlung des akuten Gichtanfalls.

So wird der Essigwickel durchgeführt:

- Vermischen Sie ein Drittel Essig mit zwei Dritteln kaltem Wasser. Insgesamt brauchen Sie so viel, dass Sie ein Baumwolltuch damit tränken können.
- Tauchen Sie ein Baumwoll- oder Leinentuch in die Essig-Wasser-Mischung und wringen Sie es anschließend leicht aus.
- Legen Sie das kühle, feuchte Tuch vorsichtig auf das entzündete Gelenk.
- Wickeln Sie ein dickeres Baumwolltuch über das feuchte Tuch.
- Lassen Sie den Umschlag 10 bis 20 Minuten lang auf dem Gelenk.
- Entfernen Sie den Umschlag.
- Bei Bedarf können Sie diesen Umschlag wiederholen.

Schwedenkräuter

Die Schwedenkräuter sind eine Mischung aus mehreren stark wirksamen Heilpflanzen. Sie werden üblicherweise in Form einer Tinktur angewendet.

Mit Schwedenkräutern kann man zahlreiche Gesundheitsbeschwerden behandeln, da sie ein breites Wirkungsspektrum haben.

Zur Behandlung der Gicht eignen sie sich aus mehreren Gründen.

Die Kräutermischung regt den Stoffwechsel an und fördert die Ausscheidung von Abfallstoffen, beispielsweise der Harnsäure. Dadurch sind sie geeignet, um die Senkung des Harnsäurespiegels zu unterstützen.

Außerdem wirken die Schwedenkräuter bei der äußerlichen Anwendung schmerzlindernd, entzündungshemmend und kühlend. Daher eignen sie sich zur Behandlung des akuten Gichtanfalls.

Da die meisten der Heilpflanzen in der Schwedenkräuter-Mischung reich an Bitteraromen sind, wird die Mischung auch Schwedenbitter genannt.

Es gibt verschiedene Rezepturen für die Mischung, die in wesentlichen Elementen gleich sind. Sie unterscheiden sich jedoch in der Intensität und Verträglichkeit.

Ausführliche Informationen über Schwedenkräuter finden Sie im Buch von Eva Marbach "Heilen mit Schwedenkräutern" und auf der Internet-Seite www.heilen-mit-schwedenkraeutern.de.

Schwedenkräuter erhalten Sie entweder als fertige Tinktur oder als Pulver zum selber Ansetzen in Apotheken und manchen Kräuterläden. Wie man das Pulver in die fertige Schwedenkräuter-Tinktur verwandelt, steht als Anleitung auf der Pulver-Packung.

Innerliche Anwendung der Schwedenkräuter

Mit der innerlichen Anwendung der Schwedenkräuter können Sie die Senkung des Harnsäurespiegels unterstützen. Innerlich eingenommen stärken die Schwedenkräuter den Stoffwechsel und aktivieren die Ausscheidung von Schadstoffen.

Für einen empfindlichen Magen ist die innerliche Anwendung des großen Schwedenbitters oder eines kleinen Schwedenbitters mit geringem Kampfer-Anteil zu empfehlen. Nur robuste Mägen vertragen die Original-Rezeptur des kleinen Schwedenbitters.

So wendet man die Schwedenkräuter innerlich an:

- Geben Sie einen Teelöffel fertig angesetzte Schwedenkräuter in ein Glas mit lauwarmen oder kaltem Wasser.
- Trinken Sie das Schwedenkräuter-Wasser in kleinen Schlucken.

Am besten wirken die Schwedenkräuter, wenn man sie zwei bis drei Mal täglich vor den Mahlzeiten einnimmt.

Umschläge mit Schwedenkräutern

Umschläge mit Schwedenkräutern eignen sich sowohl zur Behandlung des akuten Gichtanfalls als auch zur regelmäßigen Anwendung bei der chronischen Gicht.

Mithilfe eines Schwedenkräuter-Umschlags können die Schmerzen gelindert und die Entzündung verringert werden.

Für eine optimale Intensität empfiehlt sich die Verwendung der Original-Rezeptur des kleinen Schwedenbitters aus der Apotheke. Diese Rezeptur enthält viel Kampfer und hat dadurch bei der äußerlichen Anwendung eine besonders intensive Wirkung. Aber auch der große Schwedenbitter und Rezepturen mit wenig Kampfer haben eine relativ gute Wirkung.

So führt man einen Schwedenkräuter-Umschlag durch:

- Verwenden Sie als inneres Tuch entweder Küchenkrepp aus Papier oder ein Stofftuch, das dauerhaft braun werden darf. Als zusätzliche Schutzschicht brauchen Sie weitere Küchenkrepp-Tücher oder etwas weiche Plastikfolie.
- Tragen Sie eine fettreiche Salbe auf den entzündete Gelenk auf, um die Haut zu schützen.
- Tauchen Sie das innere Tuch kaltes Wasser und wringen Sie es anschließend aus.
- Träufeln Sie anschließend Schwedenkräuter-Tinktur auf das feuchte Tuch, bis es in einem gelenkgroßen mit den Schwedenkräutern getränkt ist.
- Legen Sie das kühle, feuchte Tuch vorsichtig auf das entzündete Gelenk.
- Legen Sie ein mehrfach gefaltetes Küchenkrepp-Tuch oder ein weiches Stück Plastikfolie über das feuchte Tuch, um die nächste Schicht vor Verschmutzung zu schützen.
- Wickeln Sie ein dickeres Baumwolltuch über das feuchte Tuch.
- Lassen Sie den Umschlag 60 Minuten bis über Nacht auf dem Gelenk.
- Entfernen Sie den Umschlag.
- Entfernen Sie eventuelle Salben- und Schwedenkräuter-Reste zunächst vorsichtig mit einem Papiertuch und anschließend mit Wasser.

Propolis

Die harzartige Substanz Propolis ist das Allheilmittel der Bienen. Sie verwenden es, um den Bienenstock abzudichten und vor Krankheitserregern zu schützen. Auch die Bienen selbst werden mithilfe von Propolis gesund gehalten.

Für den Menschen ist Propolis ein nützliches Heilmittel mit vielseitigen Einsatzmöglichkeiten. Auch der Gichtkranke kann durch Propolis profitieren.

Innerlich eingesetzt kann Propolis dabei helfen, den Stoffwechsel anzuregen. Außerdem werden Entzündungen verringert und Schmerzen gelindert.

Auch äußerlich angewendet kann man sich die entzündungshemmenden und schmerzlindernden Fähigkeiten des Propolis zu Nutze machen.

Ausführliche Informationen über Propolis finden Sie im Buch von Eva Marbach "Heilen mit Propolis" und auf der Internet-Seite www.heilen-mit-propolis.de.

Propolis-Tinktur und Salben erhält man in Apotheken, Drogerien und Kräuterläden. Der Propolis-Gehalt in Salben und Cremes kann jedoch sehr unterschiedlich hoch sein. Für medizinische Zwecke braucht man eine Salbe mit viel Propolis.

Innerliche Anwendung des Propolis

Für den innerlichen Einsatz des Propolis eignen sich wahlweise Tinktur oder Kapseln mit Propolis-Pulver.

Innerlich angewendet hilft Propolis gegen die Entzündungsvorgänge bei der Gicht. Auch eine gewisse schmerzlindernde Wirkung kann man sich durch Propolis erhoffen.

Außerdem wird der Stoffwechsel aktiviert, sodass die Harnsäure leichter ausgeschieden werden kann.

So wenden Sie Propolis innerlich als Tinktur an:

- Geben Sie kaltes oder lauwarmes Wasser, Kräutertee oder Milch in ein Glas. Milch hat den Vorteil, dass sich die harzige Propolis-Tinktur darin besser löst. So kann man hartnäckige Verschmutzungen des Glases verhindern.

- Tropfen Sie 10 bis 50 Tropfen Propolis-Tinktur in die Flüssigkeit. Wasser und Kräutertee werden häufig trübe, sobald sich die Propolistinktur mit ihnen vermischt.
- Trinken Sie die Mischung in kleinen Schlucken.

Die Propolis-Tinktur können Sie ein bis drei Mal täglich einnehmen.

So wenden Sie Propolis als Kapseln an:

- Schlucken Sie ein bis drei Mal täglich ein bis zwei Propolis-Kapseln.

Die genaue Dosierung hängt von der Propolis-Menge in der jeweiligen Kapsel ab. Befolgen Sie die Anweisungen auf der Packungsbeilage.

Äußerliche Anwendung mit Propolis-Salbe

Äußerlich kann man Propolis als Salbe oder Tinktur anwenden.

Beim akuten Gichtanfall kann Propolis etwas lindernd auf die Entzündung und die Schmerzen wirken. Bei chronischer Gicht kann es gegen die dauerhafte Entzündung helfen.

Eine Propolis-Salbe oder Creme können Sie sich auch ganz einfach selbst herstellen, sofern Sie über eine Propolis-Tinktur verfügen.

So stellt man eine einfache Propolis-Creme her:

- Geben Sie 50 ml fettreiche, geruchsneutrale Creme oder Salbe in ein kleines Schüsselchen, damit Sie gut umrühren können.
- Tropfen Sie etwa 50 Tropfen Propolis-Tinktur in die Creme.
- Rühren Sie die Propolis-Tinktur mit einem Löffelstiel gründlich unter, sodass sich eine einheitliche, bräunliche Creme ergibt.
- Füllen Sie die Propolis-Creme in einen Salbentiegel.
- Die Creme hält sich meistens genau so lange wie die Ursprungscreme, sofern Sie saubere Geräte zum Anrühren verwendet haben.

So wendet man die Propolis-Creme an:

- Tragen Sie die Propolis-Creme ein oder mehrmals täglich auf das entzündete Gelenk auf.
- Am besten ist die abendliche Anwendung, weil die Propolis-Creme dann lange in Ruhe einwirken kann.

Mit einem Salbenumschlag können Sie die Wirkung einer Propolis-Salbe intensivieren.

So führen Sie einen Propolis-Salbenumschlag durch:

- Verwenden Sie als inneres Tuch entweder Küchenkrepp aus Papier oder ein Stofftuch, das dauerhaft braun werden darf. Als zusätzliche Schutzschicht brauchen Sie weitere Küchenkrepp-Tücher oder etwas weiche Plastikfolie.
- Tragen Sie die Propolis-Creme messerrückendick auf das entzündete Gelenk auf.
- Legen Sie das innere Tuch vorsichtig auf das entzündete Gelenk.
- Wickeln Sie ein dickeres Baumwolltuch über das feuchte Tuch.
- Lassen Sie den Umschlag 60 Minuten bis über Nacht auf dem Gelenk.
- Entfernen Sie den Umschlag.
- Entfernen Sie eventuelle Salben-Reste zunächst vorsichtig mit einem Papiertuch und anschließend mit Wasser.

Äußerliche Anwendung mit Propolis-Tinktur

Eine Propolis-Tinktur können Sie äußerlich ähnlich anwenden wie die Propolis-Salbe.

Eine Pinselung mit Propolis-Tinktur ist einfach und kann häufig durchgeführt werden. Ein Propolis-Umschlag wirkt intensiver und ist etwas aufwendiger.

So tragen Sie die Propolis-Tinktur äußerlich auf:

- Tragen Sie eine fettreiche Salbe auf den entzündete Gelenk auf, um die Haut zu schützen.
- Tränken Sie einen Pinsel oder ein kleines Stück Küchenkrepp mit Propolis-Tinktur.
- Verteilen Sie die Propolis-Tinktur mit dem Pinsel oder dem Tuch vorsichtig auf dem entzündeten Gelenk.

So führen Sie einen Propolis-Tinktur-Umschlag durch:

- Verwenden Sie als inneres Tuch entweder Küchenkrepp aus Papier oder ein Stofftuch, das dauerhaft braun werden darf. Als zusätzliche Schutzschicht brauchen Sie weitere Küchenkrepp-Tücher oder etwas weiche Plastikfolie.

- Tragen Sie eine fettreiche Salbe auf den entzündete Gelenk auf, um die Haut zu schützen.
- Tauchen Sie das innere Tuch kaltes Wasser und wringen Sie es anschließend aus.
- Träufeln Sie anschließend Propolis-Tinktur auf das feuchte Tuch, bis es mit den Propolis getränkt ist.
- Legen Sie das kühle, feuchte Tuch vorsichtig auf das entzündete Gelenk.
- Legen Sie ein mehrfach gefaltetes Küchenkrepp-Tuch oder ein weiches Stück Plastikfolie über das feuchte Tuch, um die nächste Schicht vor Verschmutzung zu schützen.
- Wickeln Sie ein dickeres Baumwolltuch über das feuchte Tuch.
- Lassen Sie den Umschlag 60 Minuten bis über Nacht auf dem Gelenk.
- Entfernen Sie den Umschlag.
- Entfernen Sie eventuelle Salben- und Propolis-Reste zunächst vorsichtig mit einem Papiertuch und anschließend mit Wasser.

Weitere Hausmittel gegen Gicht

Einige weitere Hausmittel eignen sich zur Behandlung der Gicht.

Teilweise helfen sie beim akuten Gichtanfall und teilweise bei der Senkung der Harnsäurewerte.

Füße warm halten

Die Füße sind besonders häufig betroffen von Gichtanfällen, weil die Füße meistens relativ kalt sind.

Durch die Kälte kann die Harnsäure leichter auskristallisieren als wenn es wärmer ist.

Daher kommt es manchmal zu Gichtanfällen, wenn die Füße über mehrere Stunden hinweg kalt waren. Das kann beispielsweise passieren, wenn man beim Angeln im kalten Wasser steht, oder wenn man mit dünnen Socken und leichten Schuhen im Winter draußen unterwegs ist.

Auch die generelle Neigung zur Ablagerung der Harnsäurekristalle wird durch kalte Gliedmaßen, insbesondere der Füße, erheblich verstärkt.

Daher hilft es als Vorbeugung, wenn man seine Füße immer möglichst warm hält.

Besorgen Sie sich warme, weite Socken und warme Hausschuhe.

Speise-Natron

Die Harnsäure löst sich am besten im Harn auf, wenn der Harn einen pH-Wert zwischen 6,3 und 7,0 hat. Das ist etwas weniger sauer als im Allgemeinen üblich.

Mit einem einfachen Hausmittel kann man den Säuregehalt des Harns etwas verringern, damit sich die Harnsäure besser auflösen und dadurch besser ausgeschieden werden kann.

Die Grundlage für diese Hausmittel-Behandlung sollte eine Überprüfung des Harns mittels Teststreifen sein (siehe Seite 31). Wenn der pH-Wert bei der Messung zwischen 5 und 6 liegt, dann ist das zwar normal, aber nicht optimal für die Harnsäure-Ausscheidung.

In diesem Fall kann man vorsichtig Speise-Natron verwenden, um den Harn etwas alkalischer zu machen.

Speise-Natron ist in der Backabteilung von Supermärkten und Drogerien erhältlich (z.B. als Kaisernatron oder Bullrichsalz).

So wendet man das Speise-Natron an:

- Geben Sie einen Teelöffel Speise-Natron in ein Glas Wasser.
- Es löst sich auf und schäumt dabei.
- Trinken Sie das Gemisch in kleinen Schlucken
- Trinken Sie ein bis drei Gläser täglich mit dieser Mischung.
- Kontrollieren Sie den Erfolg mithilfe von Harnteststreifen.

Geschmacklich ist das Speisenatron nicht sehr wohlschmeckend, aber es kann sich möglicherweise lohnen, um die Harnsäure besser ausscheiden zu können.

Alternativ zu Speisenatron kann man auch Kalium-Zitrat einsetzen. Es schmeckt etwas weniger schlecht, wirkt aber schwächer.

Schutz für den Fuß

Beim akuten Gichtanfall ist das entzündete Gelenk so empfindlich, dass selbst die Bettdecke zu schwer ist. Die Schmerzen werden verstärkt, wenn die Bettdecke auf dem kranken Fuß liegt.

Man kann den Fuß zwar aus der Bettdecke herausstrecken, aber dadurch wird mitunter der gesamte Fuß zu kalt. Manche empfinden es auch als ungemütlich, wenn der Fuß aufgedeckt bleiben muss.

Abhilfe bringt hier eine kleine Schutzhütte für den entzündeten Fuß.

Dazu braucht man eine kleine Pappkiste. Sie muss gerade groß genug sein, damit sie bequem über den Fuß passt, auch wenn man den Fuß darin hin und her bewegt.

So verwandeln Sie eine Pappkiste in ein Gicht-Schutzhäuschen:

- Entfernen Sie die Deckelklappen der Pappkiste, damit sie in eine Richtung offen ist. Die offene Seite wird später nach unten zeigen.
- Schneiden Sie eine halbrunde Öffnung in eine Seite der Pappkiste, ähnlich wie die Öffnung bei einer Hundehüte. Die Öffnung muss groß genug sein, damit Ihr Unterschenkel darin locker Platz hat.
- Stülpen Sie die Pappkiste so über den entzündeten Fuß, dass die Öffnung den Unterschenkel umschließt.

Sie können diese Schutz-Kiste einerseits im Bett verwenden, um die Decke darüber auszubreiten.

Wenn Sie wollen, können Sie die Schutz-Kiste auch verwenden, wenn Sie auf dem Sofa sitzen und Ihren gichtkranken Fuß dort lagern. Die Kiste schützt den Fuß dann vor tobenden Kindern oder Haustieren.

Ernährung

Zweifellos spielt die Ernährung bei der Entstehung und bei der Behandlung der Gicht eine wesentliche Rolle.

Wichtig ist in erster Linie folgende Faustregel:

Purinarme Nahrung bevorzugen!

Ernährungsumstellung mit Augenmaß

Viele Gichtratgeber empfehlen eine radikale Ernährungsumstellung zu strenger Vollwertkost, Rohkost oder Vegetarismus. Die Gicht scheint dazu einzuladen, dass Verfechter strenger Ernährungslehren ihrem Missionsdrang nachgehen. Doch eine extreme Vollwerternährung gleich welcher Richtung hat meistens keinen besonders heilkräftigen Einfluss auf die Gichterkrankung, abgesehen von einer gewissen Gewichtsabnahme.

Selbst eine extrem purinarme Ernährung wirkt meistens weniger gut als die regelmäßige Behandlung mit Allopurinol.

Bei der Ernährungsumstellung wegen einer Gichterkrankung ist es also wichtig, die Sache mit Augenmaß zu betreiben.

Hierbei hilft es sehr, wenn man sich über den Puringehalt verschiedener Nahrungsmittel informiert.

Es ist nämlich nicht notwendig, generell jedes Fleisch zu meiden, denn Fleisch hat je nach Sorte sehr unterschiedliche Purinwerte. Selbst unterschiedliche Teile des gleichen Fleisch-Tiers haben verschiedene Werte.

Beispielsweise hat gebratene Schweineschulter mit Haut etwa 120 mg Purine pro 100 gr. Schweinebauch hat hingegen nur etwa 40 gr Purine pro 100 gr. Die Schulter hat drei Mal mehr Purine als der Schweinebauch, obwohl beide deftige Schweinemahlzeiten ergeben.

Gute Information bringt hier also wesentlich mehr als Ideologien über vermeintlich gesundes Essen.

Faustregeln

Ein paar Faustregeln kann man sich einfach merken.

- Innereien meiden
- Große Fleischportionen meiden
- Große Alkoholmengen meiden

Einige weitere Regeln helfen beim besseren Verständnis der Details:

- Innereien enthalten prinzipiell sehr viele Purine.
- Hefe und Fleischextrakt enthalten auch sehr viel Purine.
- Bei Fleisch gibt es Sorten mit viel und Sorten mit mittelviel Purinen. Fleisch mit Haut hat mehr Purine als ohne Haut. Hier muss man im Zweifelsfall nachschauen.
- Auch bei Fisch gibt es Sorten mit viel und Sorten mit mittelviel Purinen.
- Samen und Keimlinge haben mittelviel Purine. Davon betroffen sind Getreide und Nüsse.
- Hülsenfrüchte wie Bohnen, Erbsen, Soja und Linsen haben für Gemüse relativ viel Purine, aber insgesamt nur mittelviel.
- Brot und Nudeln haben wenig bis mittelviel Purine.
- Obst hat relativ wenig Purine. Trockenobst und Bananen aber mittelviel.
- Gemüse hat wenig Purine, außer Kohlarten, Spinat und Schwarzwurzel, die mittelviel haben.
- Milchprodukte haben gar keine bis wenig Purine.

Umstellung für Fleischliebhaber

Für Menschen, die sehr gerne viel Fleisch essen, bedeutet die Gichterkrankung einen deutlichen Einschnitt in ihre Ernährungsgewohnheiten.

Was für viele andere Menschen eine ganz normale Ernährung ist, beispielsweise Fleisch nur ein bis zwei Mal pro Woche, bedeutet für manche Fleischliebhaber bereits großen Verzicht.

Selbst Geflügelfleisch oder Fisch empfindet manch ein Fleischfan als Zumutung.

Diese ausgeprägte Vorliebe für Fleisch kann von vielen Ernährungsexperten kaum nachvollzogen werden. Aber extrem viele Fleischmahlzeiten sind oft ein wesentlicher Faktor zur Entstehung der Gicht.

Allerdings können auch Menschen mit geringem Fleischkonsum an Gicht erkranken.

Wenn man sehr gerne viel Fleisch isst und darauf möglichst wenig verzichten will, dann sollte man einige Grundregeln befolgen, damit man nur wenig verzichten muss.

- Streichen Sie Innereien am besten ganz von Ihrem Speiseplan.
- Essen Sie lieber öfter kleine Fleischportionen (100 - 200 gr) als selten große Fleischmengen. Die Harnsäure durch kleine Fleischportionen kann leichter ausgeschieden werden, als wenn auf einmal eine große Menge anfällt.
- Informieren Sie sich, welche Fleischsorten relativ wenig Purine enthalten. Günstig sind beispielsweise: Rinderbrust, Hähnchenschlegel (kein Grillhähnchen), Putenschnitzel, Rehrücken, Schweinebraten, Wienerle oder Hase.
- Verzichten Sie bei Fleischmahlzeiten auf größere Mengen Alkohol. Mehr als ein kleines Bier oder ein Glas Wein sollte man sich verkneifen.
- Nehmen Sie die Ernährungsumstellung ernst, denn sonst droht Totalverzicht.

Der letzte Punkt bedarf zusätzlicher Erklärungen.

Regelmäßiger Fleischgenuss ist nämlich nur möglich, solange die Nieren gut funktionieren.

Wenn man zu oft mit purinreicher Nahrung und Alkoholexzessen über die Stränge schlägt, dann schreitet die Gicht meistens weiter fort. Auf Dauer wird dadurch die Niere zerstört und es kommt zur Nierenschwäche.

Bei einer geschwächten Niere kann man jedoch nur noch wenig Allopurinol einnehmen und gar keine Urikosurika.

Dann ist eine sehr purinarme Ernährung notwendig.

Gichternährung bei Nierenschwäche

Wenn man eine geschwächte Niere hat, muss man sich besonders purinarm ernähren.

Dabei ist es unerheblich warum die Niere geschwächt ist. Die Ursache dafür kann eine chronische Gicht sein, aber auch Diabetes, Bluthochdruck oder eine eigenständige Nierenerkrankung.

Bei einer schwachen Niere sind jedoch die medikamentösen Möglichkeiten der Gichtbehandlung eingeschränkt. Allopurinol darf bei Niereninsuffizienz nur noch gering dosiert werden. Urikosurika dürfen gar nicht mehr verabreicht werden.

Die Vermeidung von Gichtanfällen und chronisch entzündeten Gelenken hängt also wesentlich stärker von der Ernährung ab als bei einer gesunden Niere.

Am besten wäre es, wenn man Vegetarier wird, falls Gicht und Nierenschwäche zusammen bestehen.

Wer unter einem gänzlichen Fleischverzicht zu sehr leiden würde, kann versuchen, ob er es verträgt, einmal pro Woche eine kleine Fleischportion mit einem relativ purinarmen Fleisch zu essen.

Auch ein gänzlicher Alkoholverzicht wäre hilfreich, wenn Gicht und Nierenschwäche zusammenkommen. Erlaubt ist höchstens hin und wieder eine kleine Menge, jedoch nicht am gleichen Tag wie die Fleischmahlzeit.

Bei einer Nierenschwäche zusammen mit Gicht muss man auch auf den Puringehalt von pflanzlicher Nahrung achten. Das bedeutet, dass man Hülsenfrüchte und Kohlarten meiden sollte.

Außerdem sollte man sich bei Getreideprodukten etwas zurück halten. Hierbei sind Vollkornprodukte purinreicher als Weißmehlprodukte. Buchweizen und Haferflocken sind relativ purinreich. Weißmehl und Reis sind relativ purinarm. Die übliche Vorstellung von gesunden Getreideprodukten ist also auf den Kopf gestellt.

Völlig problemlos sind Milchprodukte wie Milch, Quark und Jogurt. Sie enthalten gar keine Purine. Käse enthält wenig Purine.

Gichternährung bei Übergewicht

Da Übergewicht ein Risikofaktor für die Entstehung und das Fortschreiten der Gicht ist, sollte man bei Übergewicht möglichst abnehmen.

Das bedeutet, dass man als übergewichtiger Gichtpatient nicht nur auf purinarme Ernährung achten muss, sondern auch weniger Kalorien zu sich nehmen sollte. Dadurch wird die Ernährungsumstellung etwas komplexer als bei schlanken Gichtpatienten.

Weil Abnehmen bei Gicht ein wichtiges umfangreiches Thema ist, haben wir ihm ein extra Kapitel gewidmet (siehe ab Seite 82).

Purintabellen

Mithilfe von Purintabellen kann man sich als Gicht-Neuling im Dschungel der Purinwerte orientieren.

Gerade bei Fleisch und Fisch funktionieren einfache Faustregeln nicht sehr gut. Daher ist es hilfreich, wenn man nachschauen kann, welche Fleischsorte akzeptabel ist und welche eher schädlich.

In den nachfolgenden Listen sind sowohl die Purinwerte angegeben als auch die Harnsäuremenge, die daraus gebildet wird.

Es gibt drei Tabellen, die Nahrungsmittel nach ihrem Puringehalt beinhalten. Eine Tabelle mit sehr purinreichen Nahrungsmitteln, eine mit mittel-purinhaltigen Fleischsorten und eine mit sehr purinarmen Nahrungsmitteln.

Purinreiche Nahrungsmittel

Folgende Nahrungsmittel enthalten besonders viele Purine.

Als Gichtpatient sollten Sie sie am besten vollständig meiden.

Purinreiche Nahrungsmittel Über 80 mg/dl Purin - Je mehr Purin desto weiter oben		
Nahrungsmittel	**Purine** in mg/100 gr	**Harnsäure** in mg/100 gr
Fleischextrakt	1400 - 1500	3360 - 3600
Kalbsbries	500 - 615	1200 - 1476
Sprotten	335	802
Hefe	285	684
Schweinemilz	250	600
Rinderleber	230	552
Schweineleber	215	516
Ölsardinen	200	480
Sojafleisch	150	360
Makrele mit Haut	150	360
Forelle	144	345

Sardine	140	336
Schweineniere	135	324
Kalbsleber	120	288
Thunfisch in Öl	120	288
Schweineschulter mit Haut	115	276
Anchovis	110	264
Rinderherz	107	256
Thunfisch	106	254
Gänsefleisch	106	254
Rotbarsch	95	228
Schweineschnitzel	88	211,2
Kalbsniere	86	206
Hering	86	206
Schinken	85	204
Hammellende	83	200

Fleisch und Fisch mit mittelviel Purin

Für Gichtpatienten ist es besonders interessant, die Fleischsorten zu kennen, die nur mittelviel Purine enthalten.

Von diesen Fleischsorten darf man zwar auch keine Riesenmengen vertilgen, aber in Maßen genossen sind diese Fleischsorten für die meisten Gichtpatienten erlaubt.

Die Purinmenge hat übrigens nichts zu tun mit dem Fett- und Kaloriengehalt. Relativ purinarme Fleischsorten machen also nicht unbedingt schlank. Das gilt beispielsweise für den Schweinebauch, der zwar nicht viel Purine, aber umso mehr Fett enthält.

Innerhalb dieser Liste sollte man auch unbedingt die Reihenfolge beachten. Am Ende der Tabelle enthalten die Nahrungsmittel bis zu 4 mal soviel Purine wie die am Anfang der Tabelle.

Relativ purinarme Fleisch- und Fischprodukte
(20 - 80 mg/dl Purin - Je weniger Purin desto weiter oben)

Nahrungsmittel	Purine in mg/100 gr	Harnsäure in mg/100 gr
Blutwurst	24	58
Krebs	25	60
Mettwurst	26	62
Räucheraal	33	80
Wienerle / Fleischwurst	33	80
Rinderbrust	38	91
Bratwurst	40	96
Scholle	40	96
Schweinebauch	40	96
Rehrücken	42	100
Hase	45	108
Hühnerschlegel	45	108
Kabeljau	45	108
Schweinebraten	46	110
Schweinekotelett / Kalbskotelett	50	120
Putenschnitzel	50	120
Geräucherter Bauchspeck	50	120
Schweinefilet	60	144
Rindfleisch (Filet)	64	153,6
Makrele ohne Haut	66	158
Rinderzunge	66	158
Erbsen (gekocht)	71	170,4
Hammellende	80	192

Purinarme Nahrungsmittel

Purinarme Nahrungsmittel findet man vorwiegend im Bereich der Milchprodukte und bei pflanzlicher Nahrung.

Hier einige Beispiele mit besonders niedrigem Puringehalt:

Purinarme Nahrung		
Nahrungsmittel	Purine in mg/100 gr	Harnsäure in mg/100 gr
Milch	0	0
Jogurt	0	0
Quark	0	0
Butter	0	0
Pflanzenöl	0	0
Pflanzenmargarine	0	0
Ei	2	4,8
Salatgurke	3	7,2
Hartkäse	4	10
Grieß	4	9,6
Pellkartoffeln	4	9,6
Kopfsalat	4	9,6
Rettich / Radieschen	4	9,6
Tomaten	4	9,6
Zwiebel	4	9,6
Apfel	5	12
Möhre	5	12
Birne	6	14,4
Erdbeere	7	16,8
Camembert	13	31
Weizenmehl / Weißbrot	16	38

Nahrungsergänzung

Einige Vitamine können die Gichtbehandlung unterstützen.

Sowohl Vitamin-C als auch Folsäure bremsen die Ablagerung der Harnsäure in den Gelenken und anderen Körperstellen.

Man kann beide Stoffe heutzutage nahezu überall als Nahrungsergänzungsmittel kaufen.

Wenn man Vitamin-C als Nahrungsergänzungsmittel einnimmt, sollte man jedoch berücksichtigen, dass hohe Dosen Vitamin C die Niere schädigen können. Außerdem kann es zu Verdauungsbeschwerden kommen.

Vitamin C in natürlicher Nahrung

Wenn man reichlich Vitamin C über die Nahrung zu sich nimmt, besteht keine Gefahr der Überdosierung.

Vitamin-C reiche Nahrungsmittel enthalten auch andere sekundäre Pflanzenwirkstoffe, die gesundheitsförderlich sind.

Folgende Früchte enthalten besonders viel Vitamin C:

- Schwarze Johannisbeeren
- Erdbeeren
- Kiwis
- Sanddornbeeren
- Hagebutten
- Zitronen

Folgende Gemüsesorten enthalten viel Vitamin-C:

- Paprika
- Petersilie
- Kartoffeln

Folgende Vitamin-C-reiche Gemüse sind eher ungünstig, da diese einen relativ hohen Harnsäuregehalt haben:

- Blumenkohl
- Brokkoli
- Kohl
- Rosenkohl

Folsäure in natürlicher Nahrung

Bei der durchschnittlichen Ernährung in Mitteleuropa kann es relativ leicht zu Folsäuremangel kommen.

Daher sollte man ein Augenmerk auf die Folsäureversorgung haben, insbesondere da man bei Gicht zusätzlich von dieser wichtigen Substanz profitiert.

In folgenden Nahrungsmitteln ist viel Folsäure enthalten:

- Grünes Blattgemüse
- Vollkornprodukte
- Rote Bete
- Spinat
- Brokkoli
- Karotten
- Spargel
- Rosenkohl
- Tomaten
- Eigelb
- Nüsse

Mit Vollkornprodukten sollte man als Gichtpatient jedoch ein wenig zurückhaltend sein, weil sie relativ viel Purine enthalten, zumindest im Vergleich zu Weißmehlprodukten. Beispielsweise enthält Vollkornbrot 26 mg/dl Purine gegenüber 16 mg/dl bei Weißbrot.

Trinken

Jeder Mensch sollte täglich etwa zwei bis drei Liter Flüssigkeit zu sich nehmen. Nur dann kann der Körper in jeder Körperzelle optimal funktionieren und alle Abfallstoffe problemlos ausscheiden.

Für Gichtpatienten ist es jedoch besonders wichtig, dass man sich an die empfohlene Trinkmenge hält.

Wenn man zu wenig trinkt, hat die Niere nicht genug Flüssigkeit, um alle anfallende Harnsäure in den Harn einbauen zu können. Harnsäure löst sich nämlich relativ schlecht im Harn.

Bei ausreichender Trinkmenge kann die Niere die Harnsäure gut ausspülen. Sie wird auch nicht durch zu konzentrierten Harn gereizt und geschädigt.

Am besten trinkt man vorwiegend Wasser oder Kräutertee. Beim Wasser ist unerheblich, ob man Mineralwasser oder Leitungswasser trinkt.

Kaffee oder Tee sind in Bezug auf die Gicht aber auch unproblematisch, weil die darin enthaltenen Purine nicht in Harnsäure verwandelt werden.

Säfte und Colagetränke sind in Hinblick auf die Gicht bedingt geeignet. Sie enthalten zwar nicht viele Purine, aber da man meistens größere Mengen davon trinkt, kommt einiges zusammen. Vor allem aber sind Säfte zum Abnehmen ungeeignet, weil sie viele Kalorien enthalten.

Alkoholische Getränke

Alkohol in größeren Mengen ist für Gichtpatienten ungünstig.

Das liegt nicht an ihrem Puringehalt, der von nicht vorhanden bei Wein, bis zu relativ gering bei Bier (4 - 6 mg/dl) reicht.

Alkohol verhindert jedoch die ausreichende Ausscheidung der Harnsäure.

Der Körper ist nämlich so sehr mit der Verarbeitung und Ausscheidung des Alkohols beschäftigt, dass die Harnsäure warten muss.

Daher kommt es häufig zu akuten Gichtanfällen, wenn man schwer gegessen hat und außerdem reichlich Alkohol getrunken hat.

Bei manchen Gichtpatienten ist der große Alkoholkonsum die Hauptursache für die Gichterkrankung. Diese Menschen haben natürlich auch noch andere ungünstige Folgen durch ihren Alkoholmissbrauch, beispielsweise Leberschädigung, Konzentrationsstörungen, Schwindel oder Übergewicht.

Wenn man unter Gicht leidet, sollte man Alkohol nur hin und wieder in kontrollierten, kleinen Mengen trinken. Wein ist dem Bier vorzuziehen, weil Bier zusätzlich gewisse Mengen Purine enthält.

Wer das nicht schafft, sollte sich am besten zu einer Entziehungskur durchringen und ganz auf Alkohol verzichten.

Die Alternative ist eine immer stärker fortschreitende Gicht mit dauerhaften Gelenkentzündungen, Bewegungseinschränkungen, ständigen Schmerzen, Nierenschaden und letztlich Dialyse.

Abnehmen bei Gicht

Viele Menschen, die unter Gicht leiden oder eine Hyperurikämie haben, sind außerdem übergewichtig.

Diesen Menschen wird vom Arzt empfohlen abzunehmen. Der Grund dafür ist, dass bei Übergewichtigen die Nieren generell überlastet sind. Daher können die Nieren von Übergewichtigen weniger Harnsäure ausscheiden. Das kann eine Neigung zur Gicht verstärken. Deshalb sollen Gichtpatienten abnehmen.

Doch insbesondere bei Gicht gilt, was eigentlich für alle Übergewichtigen gelten sollte:

> **Lassen Sie sich beim Abnehmen Zeit!**

Schnelles Abnehmen hat eine Menge Nachteile.

Für Gichtpatienten ist besonders gefährlich, dass bei schneller Gewichtsabnahme vor allem Muskelzellen abgebaut werden. Dadurch werden sehr viele Purine freigesetzt.

Der Körper verwertet sich gleichsam selbst, sodass das Ergebnis wie bei ständigen schweren Fleischmahlzeiten ist.

Nur bei langsamer Gewichtsabnahme wird in erster Linie Fett abgebaut. Der Fettabbau hat keinen ungünstigen Einfluss auf die Gicht und den Harnsäurespiegel.

Keine strengen Diäten und kein Fasten

Die meisten Diäten sind für Gichtpatienten und Menschen mit Hyperurikämie ungeeignet.

Bei diesen Diäten wird nämlich auf eine möglichst schnelle Gewichtsabnahme hingearbeitet. Das liegt nicht zuletzt an den Wünschen der Abnehmwilligen, die wenig Geduld mitbringen und schnell abnehmen wollen.

Für alle Menschen ist ein schnelle Gewichtsabnahme ungeeignet, um dauerhaft schlank zu bleiben. Denn durch den schnellen Gewichtsverlust wird der Stoffwechsel so weit herunter geregelt, dass man nach der Diät sehr schnell wieder zunimmt. Das nennt man den Jojo-Effekt.

Bei der schnellen Gewichtsabnahme bleibt auch meistens leere, schlaffe Haut zurück. Die Haut und das Bindegewebe brauchen nämlich Zeit, um zu schrumpfen, wenn man abnimmt.

Doch für Gichtpatienten gibt es, wie schon erwähnt, noch einen viel schwerwiegenderen Grund, strenge Diäten zu meiden.

Bei strengen Diäten wird nämlich nicht etwa viel Fett abgebaut, sondern vor allem Muskelzellen. Mitsamt den Muskelzellen werden Zellkerne zerstört und jede Menge Purine werden freigesetzt.

Je kalorienärmer die Diät ist, desto stärker ist der Effekt, dass die Diät sich wie jede Menge purinreiche Fleischmahlzeiten verhält.

Besonders schlimm sind Fastenkuren, bei den kaum oder gar keine Kalorien zugeführt werden.

So kann es passieren, dass man einen akuten Gichtanfall erleidet, obwohl oder gerade weil man gar nichts gegessen hat.

Gichtpatienten und Menschen mit Hyperurikämie dürfen also auf keinen Fall strenge Diäten durchführen und erst recht nicht fasten.

Besonders unglücklich ist es, wenn man gar nichts von seiner Hyperurikämie weiß und aus Gesundheitsgründen schnell abnehmen will. Wenn man dann während der Diät aus heiterem Himmel einen Gichtanfall bekommt, scheint das wie der reinste Hohn.

Wenn man aber versteht, warum man bei kalorienarmer Ernährung mit einem Gichtanfall reagiert, kann man das Geschehen wenigstens nachvollziehen.

Das Prinzip, das hinter dem Muskelabbau bei Extremdiäten steckt, ist der Hungerstoffwechsel.

Hungerstoffwechsel

Der Hungerstoffwechsel ist ein spezieller Stoffwechselmodus, der dem Körper in Hungerzeiten beim Überleben hilft.

Er setzt ein, wenn man etwa 500 Kilokalorien weniger isst als man verbraucht. Bei Männern mit mittlerer körperlicher Aktivität kann das durchaus schon bei unter 1800 oder 2000 Kilokalorien der Fall sein. Nahezu jede Diät umfasst weniger Kalorien als diese Menge.

Wenn der Körper mindestens drei Tage lang so wenig Kalorien zu essen bekommt, schaltet er in den Hungerstoffwechsel um.

Der Körper deckt seinen Energiemangel vorwiegend durch den Abbau von Muskelmasse.

Das dient dem Körper nicht nur zur Ernährung, sondern verringert auch die Muskeln. Muskeln brauchen nämlich sehr viel Energie, selbst dann, wenn man sich nicht bewegt. In echten Notzeiten sind solche Energieverbraucher natürlich unerwünscht. Darum werden sie in Notzeiten zuerst abgebaut. Das gilt aber auch für kalorienarme Diäten.

Der Abbau der Muskelzellen ist vergleichbar mit der Verdauung schwerer Fleischmahlzeiten, zumindest, was die Purine betrifft.

Durch diesen Überfluss an Purinen kommt es zu einem erhöhten Harnsäurespiegel, was Gichtanfälle auslösen kann.

Weitere Nachteile des Hungerstoffwechsels sind, dass alle Stoffwechselvorgänge verlangsamt werden. Die Organe des Körpers werden nur noch mit dem Notwendigsten versorgt.

Das führt zu einer zusätzlichen leichten Nierenschwäche. Dadurch kann die Gefahr für den Gichtanfall noch vergrößert werden.

Außerdem nimmt man nach der Diät sehr schnell wieder zu, weil die Muskeln fehlen und der Stoffwechsel abgesenkt wurde.

Als Gichtpatient sollte man also jede Diät oder Ernährungsform vermeiden, bei der man mehr als 500 Kilokalorien weniger zu sich nimmt als man verbraucht.

Umgerechnet auf die Gewichtsabnahme bedeutet das Folgendes:

Für jedes Kilo Körperfett, dass man abnimmt, muss man 7000 Kilokalorien weniger essen als man verbraucht.

Bei einem täglichen Minus von 500 Kilokalorien, braucht man 14 Tage, um ein einziges Kilo Körperfett abzunehmen. Das sind pro Woche gerade einmal 500 Gramm.

Daraus folgt, dass man weniger als 500 Gramm pro Woche abnehmen sollte. Sonst besteht die Gefahr, dass man Muskelmasse abbaut und der Stoffwechsel immer langsamer arbeitet.

Für Gichtpatienten und Menschen mit Hyperurikämie besteht dann erhöhte Gichtanfall-Gefahr.

Besonderheiten beim Abnehmen

Prinzipiell gelten für Gichtpatienten beim Abnehmen die gleichen Grundregeln wie für alle anderen übergewichtigen Menschen.

- Man muss weniger essen als man verbraucht.

Doch im Detail müssen Gichtpatienten bei ihrer Ernährung einige Regeln mehr beachten als gesunde Menschen.

Die meisten Ernährungskonzepte zum Abnehmen basieren auf einer verringerten Zufuhr von Kohlenhydraten (z.B. Zucker oder Brot) oder von Fetten.

Bei vernünftigen Ernährungskonzepten wird sowohl die Menge der Kohlenhydrate als auch der Fette reduziert.

Die Eiweißmenge soll bei den üblichen Ernährungskonzepten gleich bleiben oder sogar erhöht werden. Das ist meistens mit häufigem Fleisch- oder Fischverzehr verbunden.

Doch Gichtpatienten sollten ihren Fleisch- und Fischkonsum verringern, zumindest wenn sie vorher viel Fleisch gegessen haben.

Letztlich läuft es also darauf hinaus, dass man von allen drei Nährstoffarten (Kohlenhydrate, Fette, Eiweiße aus Fleisch) weniger essen sollte.

Reichlich darf man hingegen von Obst, Gemüse und Salat essen.

Manch einem Fleischliebhaber mag die Aussicht auf Obst und Gemüse kein echter Trost sein, wenn sie auf ihr geliebtes Fleisch verzichten müssen. Man kann sich jedoch durchaus an Obst und Gemüse gewöhnen. Am besten beginnt man nach und nach, immer öfter davon zu essen.

Alkohol meiden

Als Gichtpatient sollte man Alkohol entweder ganz oder zumindest weitgehend meiden.

Nur so kann man Gichtanfälle verhindern.

Die Reduktion des Alkoholkonsums hat als Nebeneffekt auch einen günstigen Effekt auf das Gewicht.

Wer vor seiner Gichterkrankung relativ viel Alkohol getrunken hat, nimmt wahrscheinlich ganz von selbst ab, wenn er den Alkoholkonsum auf ein Minimum reduziert.

Dann kann man sich die ganze Ernährungsumstellung zum Abnehmen ersparen. Auf purinreiche Fleischmahlzeiten sollte man natürlich trotzdem verzichten.

Wenn man auch vor der Gichterkrankung nur mäßig Alkohol getrunken hat, dann wirkt sich eine Reduktion der Alkoholmenge natürlich nicht so deutlich aus. Dafür fällt es leichter, nur vernünftige Mengen zu trinken.

Eiweißmangel verhindern

Die übliche Ernährung der meisten Gichtpatienten vor ihrer Erkrankung beinhaltet erheblich mehr als genug Eiweiße zum Leben.

Selbst bei einer moderaten Ernährungsumstellung mit kleineren, purinarmen Fleischportionen essen die meisten Gichtpatienten immer noch reichlich Eiweiß.

Problematisch kann es nur werden, wenn man sich streng purinarm ernährt und nahezu ganz auf Fleisch und Fisch verzichtet. Auch die meisten Sojaprodukte außer Tofu entfallen dann als Eiweißspender.

Wenn man abnehmen will, sollte man sich auch bei fettem Käse und anderen fetten Milchprodukten zurückhalten.

Übrig bleiben dann fast nur noch:

- Magerquark
- Fettarmes Jogurt
- Fettarme Milch
- Eier
- Tofu

Mit diesem Nahrungsmitteln kann man problemlos seinen Eiweißbedarf zum Überleben decken, auch wenn man keine größeren Mengen davon isst.

Beim Abnehmen kann es jedoch schwierig werden, seine Muskeln zu erhalten oder sogar neue Muskeln aufzubauen, wenn man nur hin und wieder geringe Mengen magere Milchprodukte isst.

Der Muskelaufbau ist für das Abnehmen jedoch sehr wichtig, denn Muskeln verbrauchen viel Nahrungsenergie. Sie helfen sogar dann beim Abnehmen, wenn man still auf dem Sofa sitzt oder schläft.

Wenn man nicht willens ist, ständig viel Magerquark und Eier zu essen, kann es eventuell hilfreich sein, wenn man seine Eiweißversorgung mithilfe von Eiweißdrinks ergänzt. Solche Eiweißdrinks erhält man in Fitnessstudios, Drogerien oder Apotheken.

Sie werden meist aus Molkeeiweiß, Milcheiweiß und Ei-Proteinen hergestellt. Dadurch haben sie einen sehr hohen Eiweißgehalt ohne Purine.

Diese Eiweißdrinks können bei ausgiebiger sportlicher Betätigung dazu beitragen, dass die Muskeln gut wachsen können und nicht wegen Eiweißmangel schrumpfen.

Man sollte jedoch darauf achten, dass man keine sogenannten Diätdrinks nimmt, die meistens sehr viel Kohlenhydrate enthalten. Das verwendete Eiweißpulver sollte nicht mehr als 20% Kohlenhydrate enthalten.

Ernährungstipps zum Abnehmen bei Gicht

Hier einige Tipps zur Abnehmernährung bei Gicht:

- Lassen Sie die Finger von Diäten.
- Stellen Sie Ihre Ernährung dauerhaft um.
- Nehmen Sie langsam ab.
- Reduzieren Sie die Menge der verzehrten Kohlenhydrate, z.B. Brot, Nudeln, Süßigkeiten.
- Reduzieren Sie die Menge des verzehrten Fettes, z.B. fette Wurst, fetter Käse, fette Saucen, fettes Fleisch.
- Verzichten Sie auf purinreiche Nahrungsmittel, z.B. Innereien, viele Fleischsorten, manche Fische.
- Essen Sie soviel fettarme Milchprodukte wie Sie wollen.
- Essen Sie viel Obst.
- Essen Sie viel Gemüse und Salat.
- Trinken Sie reichlich Wasser.
- Vermeiden Sie kalorienreiche Getränke, z.B. Softdrinks, Säfte oder alkoholische Getränke.
- Essen Sie morgens gleich nach dem Aufstehen ein Frühstück, gerne mit reichlich Kohlenhydraten.
- Essen Sie abends kohlenhydratarm. Dann kann der Körper nachts besser das Fett abbauen.
- Essen Sie, wenn Sie hungrig sind, aber langsam.
- Essen Sie nicht, wenn Sie nur Appetit haben.
- Essen Sie sich bei jeder Mahlzeit satt.
- Hören Sie auf zu essen, sobald Sie satt sind.

Bewegung

Körperliche Bewegung ist das zweite Standbein beim Abnehmen.

Bewegung macht nicht nur schlank, sondern verbessert auch das Wohlbefinden und die Gesundheit.

Maßvolle Bewegung kann sogar den Zustand der chronisch entzündeten Gichtgelenke verbessern. Durch Bewegung wird in den Gelenken Gelenkschmiere produziert. Diese Gelenkschmiere verbessert einerseits die Beweglichkeit. Andererseits hat die Gelenkschmiere eine heilende Wirkung auf Entzündungen. So kann Bewegung bei der Heilung der Gelenke behilflich sein.

Beim akuten Gichtanfall braucht das entzündete Gelenk natürlich Ruhe und Schonung. Das sollte einen jedoch nicht daran hindern, beispielsweise leichtes Hanteltraining für die Arme durchzuführen, es sei denn, man hat hohes Fieber.

Sobald der Gichtanfall vorüber ist, kann man den ganzen Körper leicht trainieren.

Für den Muskelaufbau ist Krafttraining sehr sinnvoll. Gut ausgebildete Muskeln helfen nämlich sehr gut beim Abnehmen. Beim Krafttraining verbraucht man selbstverständlich auch Kalorien.

Für den Kalorienverbrauch, und um das Herz-Kreislaufsystem zu stärken, eignen sich Ausdauersportarten, z.B. Radfahren, Walken oder Schwimmen. Bei Ausdauersportarten sollte man die richtige Intensität für die persönliche Fitness herausfinden.

Zu lasches Training kostet viel Zeit und verbraucht aber nur wenig Kalorien.

Zu anstrengendes Training ist auch nicht empfehlenswert, weil man zu schnell erschöpft ist und weil es Gichtanfälle auslösen kann.

Bei Überanstrengung schaltet sich nämlich die anaerobe Energiegewinnung ein, wodurch Milchsäure entsteht. Die Ausscheidung der Milchsäure beschäftigt die Nieren so stark, dass die Harnsäure nicht ausreichend ausgeschieden werden kann (siehe Seite 28).

Günstig ist also maßvolle Anstrengung, bei der man durchaus ins Schwitzen kommen sollte.

Am besten trainiert man drei bis fünf Mal in der Woche mindestens eine Stunde.

Vorbeugung

Wenn man gichtkranke Verwandte hat, ist es sinnvoll gegen eine eigene Gichterkrankung vorzubeugen.

Noch dringender ist die Gichtvorbeugung, wenn man bereits weiß, dass man unter einer leichten Hyperurikämie leidet.

Die Gichtvorbeugung ist eigentlich recht einfach.

Die Grundregeln zur Lebensweise ähneln der Lebensweise zur Gichtbehandlung. Solange man keine Hyperurikämie hat, braucht man jedoch keine Medikamente einzunehmen.

In erster Linie sollte man ausreichend trinken, am besten täglich zwei bis drei Liter. Bevorzugt sollte man Wasser oder Kräutertee trinken. Etwas Kaffee oder Tee ist jedoch auch in Ordnung.

Die Ernährung braucht meistens nicht stark umgestellt werden. Man sollte jedoch möglichst auf Innereien verzichten. Auch extrem üppige Fleischmahlzeiten sollte man vermeiden. Maßvolle Fleischgerichte sind jedoch problemlos möglich. Am besten achtet man beim Fleisch auf Sorten mit geringem Puringehalt.

Der Alkoholkonsum sollte am besten eingeschränkt werden. Gegen ein Gläschen hin und wieder, ist nichts einzuwenden. Aber regelmäßige, größere Mengen sollte man nach Möglichkeit vermeiden.

Eine gute Gichtvorbeugung ist es auch, wenn man schlank bleibt oder schlank wird. Übergewicht ist ein Risikofaktor für die Entstehung der Gicht. Wenn man abnehmen will, sollte man dies jedoch langsam tun. Zu schnelles Abnehmen kann nämlich das Ausbrechen der Gicht fördern (siehe ab Seite 82).

Regelmäßige Bewegung kann bei der Vorbeugung der Gicht helfen. Sie hilft einerseits gegen Übergewicht. Andererseits hilft sie bei der Verhinderung von Bluthochdruck und Diabetes mellitus, beides potentielle Verursacher der Gicht.

Die vorgeschlagenen Maßnahmen zur Gichtvorbeugung helfen nicht nur gegen den Ausbruch der Gicht, sondern fördern generell die Gesundheit.

Ähnliche Erkranken

Die Gicht ähnelt einigen anderen Erkrankungen teilweise erheblich. Rheuma und Arthrose gehen wie die Gicht mit Gelenkentzündungen einher.

Vor allem wenn die Gicht nicht nach dem klassischen Muster verläuft, kann man sie durchaus mit anderen Krankheiten verwechseln.

Früher wurde noch gar nicht zwischen Gicht, Rheuma und Arthrose unterschieden, weil man nicht wusste, dass es verschiedene Erkrankungen sind.

Rheuma / Polyarthritis

Bei Gelenkrheumatismus kommt es zu Gelenkentzündungen an mehreren Gelenken.

Daher wird diese Erkrankung auch Polyarthritis genannt. "Poly" bedeutet "viel" für viele Gelenke und "Arthritis" für Gelenkentzündung. Den Wortteil "Arthritis" teilt sich der Gelenkrheumatismus mit der Gicht, denn diese wird in der Medizinersprache Arthritis uriatica genannt (Gelenkentzündung durch Harnsäure).

Die Entzündungen der Gelenke sind die Gemeinsamkeit der beiden Erkrankungen. Sogar Knoten an den Gelenken bilden sich bei beiden Krankheiten.

Bei einem untypischen Gichtverlauf kann es zu Unklarheiten kommen, welche der beiden Erkrankungen die Gelenkentzündung verursacht.

Eine Blutuntersuchung bringt meistens Klarheit. Bei der Gicht sind üblicherweise die Harnsäurewerte erhöht, außer manchmal direkt während des akuten Gichtanfalls. Bei Rheuma werden im Blut häufig die sogenannten Rheumafaktoren gefunden.

Rheuma wird durch eine Fehlfunktion des körpereigenen Immunsystems verursacht. Das Immunsystem richtet sich gegen den eigenen Körper und verursacht dort Entzündungen.

Mit Stoffwechselabfallstoffen hat Rheuma daher nach aktuellen Erkenntnissen nichts zu tun. Stattdessen spielen häufig bakterielle Infektionen in der Vergangenheit eine wichtige Rolle als Verursacher.

Arthrose

Bei der Arthrose kommt es auch zu schmerzenden Gelenken, ähnlich wie bei Gicht oder Rheuma.

Die Gelenkschmerzen bei Arthrose werden jedoch nicht durch akute Entzündungen verursacht, sondern durch einen chronischen Abnutzungseffekt.

Die Knorpel in den Gelenken werden durch Überlastung, Bewegungsmangel und Veranlagung abgenutzt. Sie werden dann rauh, was zu Schmerzen bei der Bewegung führt.

Von Arthrose sind besonders häufig die Knie, die Hüften oder die Finger betroffen.

Wenn die Gicht mit einer Entzündung am Knie beginnt, dann kann sie relativ leicht mit einer Arthrose verwechselt werden. Eine Blutuntersuchung gibt dann meistens Klarheit.

Ebenso wie die Gicht kann die Arthrose durch Übergewicht begünstigt werden. Daher ist es bei beiden Erkrankungen sinnvoll, langsam abzunehmen.

Wichtig bei der Arthrose-Behandlung ist regelmäßige, maßvolle Bewegung, denn die dadurch entstehende Gelenkschmiere wirkt sich günstig auf die Gelenkgesundheit aus.

Pseudo-Gicht - Chondrokalzinose

Die Pseudo-Gicht heißt so, weil die Gelenkentzündungen bei dieser Krankheit ähnlich verlaufen wie bei der Gicht.

Die Ursache der Pseudogicht ist jedoch eine andere.

Anstelle der Harnsäure gibt es bei der Pseudogicht zu viel Kalziumpyrophosphat im Blut. Dieser Überschuss kann mit einem Kalzium-Überschuss zusammenhängen.

Das Kalziumpyrophosphat sammelt sich in den Gelenken an und verursacht dann gichtähnliche Beschwerden. Meistens sind zuerst die Knie betroffen anstelle der Großzehe.

Die eigentliche Ursache dieser Erkrankung ist meistens eine genetische Veranlagung.

Eine Behandlung erfolgt meistens nur bei akuten Entzündungsschüben. Diese ist dann wie bei der Gicht mit Schmerzmitteln und Colchizin.

Urlaub mit Gicht

Reisen mit Gicht sind problemlos möglich.

Man sollte jedoch einige Regeln beachten, damit der Urlaub ohne Gichtanfall verläuft.

Das Wichtigste ist, dass man im Urlaub nicht hemmungslos schlemmt, denn sonst kann es durchaus passieren, dass man die nächsten Tage mit schmerzendem Fuß im Hotelzimmer verbringt.

Urlaubsvorbereitung

Vor dem Urlaub sollte man einige Vorbereitungen treffen, damit die medizinische Versorgung und die Ernährung geklärt sind.

- Nehmen Sie ausreichend Gicht-Medikamente mit. Dazu gehören nicht nur die harnsäuresenkenden Mittel, sondern auch Mittel zur Linderung eines eventuellen Gichtanfalls.
- Packen Sie die Medikamente ins Handgepäck, weil Koffer manchmal verloren gehen.
- Nehmen Sie die Beipackzettel mit. Das ist wichtig für einen eventuellen Nachkauf oder Arztbesuch vor Ort.
- Besprechen Sie die Reise mit Ihrem Arzt.
- Organisieren Sie sich eine Auslandskrankenversicherung.
- Packen Sie eine Purintabelle ein, wenn Sie die Werte nicht im Kopf haben.
- Wählen Sie eine Urlaubsgegend mit einem reichlichen Gemüseangebot, beispielsweise Mittelmeer oder Asien.

Im Urlaub

- Essen Sie nach Herzenslust Obst, Gemüse und Salat.
- Essen Sie maßvoll Fleisch und Fisch, und verzichten Sie auf Innereien.
- Trinken Sie viel Wasser, vor allem wenn Sie oft schwitzen.
- Trinken Sie nur kleine Mengen Alkohol, wenn überhaupt.
- Vermeiden Sie eventuell bakteriell verunreinigte Nahrungsmittel wie Softeis, damit Sie keinen Durchfall bekommen. Sonst müssten Sie womöglich fasten.
- Falls Sie einen Gichtanfall bekommen, gehen Sie zu einem Arzt vor Ort. Auch in anderen Ländern kennt man die Gicht.

Weitere Bücher von Eva Marbach

Eva Marbach hat weitere Bücher über Gesundheitsthemen geschrieben.

Hier eine kleine Auswahl:

Gesundheitsratgeber Blasenentzündung

Blasenentzündungen mit Naturheilkunde und Schulmedizin erfolgreich behandeln.

In diesem Buch werden Ursache, Symptome und verschiedene Formen der Blasenentzündung beschrieben. Für leichte Fälle gibt es ausgiebige Tipps zur Behandlung mithilfe der Naturheilkunde und Hausmitteln. Für schwerere Fälle wird erklärt, warum man Antibiotika braucht und was man bei ihrer Anwendung beachten sollte. Tipps zur Vorbeugung runden das Buch ab.

ISBN-13: 978-3-938764-15-2 - 76 Seiten - 9,80 Euro

Gesundheitsratgeber Wechseljahre

Wechseljahrsbeschwerden mit Naturheilkunde und Schulmedizin erfolgreich behandeln.

In diesem Buch werden die Körpervorgänge während der Wechseljahre erklärt und was sie für Folgen auf Körper und Seele der Frau haben können. Verschiedene hilfreiche Methoden aus Naturheilkunde und Schulmedizin werden vorgestellt.

ISBN-13: 978-3-938764-17-6 - 96 Seiten - 9,80 Euro

Schüssler-Salze Hausapotheke

Alle 27 Salze erklärt und über 1200 Heilanwendungen

In diesem Buch werden die zwölf Funktionsmittel, die fünfzehn Ergänzungsmittel und die sieben Ergänzungsmittel nach Joachim Broy ausführlich vorgestellt. Sie erfahren, wie die Schüßler-Salze wirken und wie Sie sie anwenden können. Behandlungshinweise für über 1200 körperliche und seelische Anwendungsgebiete machen das Buch zu einem wertvollen Nachschlagewerk.

ISBN-13: 978-3-938764-11-4 - 204 Seiten - 19,80 Euro

Heilen mit Schwedenkräutern

Das bewährte Hausmittel gegen zahlreiche Gesundheitsbeschwerden.

In diesem Buch erfahren Sie, wie man Schwedenkräuter zubereitet und anwendet. Zum besseren Verständnis gibt es dazu Foto-Anleitungen. Für viele Krankheiten finden Sie genaue Anleitungen zur gezielten Anwendung der Schwedenkräuter.

ISBN-13: 978-3-938764-08-4 - 144 Seiten - 14,80 Euro

Heilen mit Propolis

Die Hausapotheke aus dem Bienenvolk.

In diesem Buch erfahren Sie wie man Propolis zubereitet und anwendet. Zum besseren Verständnis gibt es dazu Foto-Anleitungen. Für viele Krankheiten finden Sie Anleitungen zur gezielten Anwendung von Propolis. Auch andere Heilmittel aus dem Bienenstock, wie Honig, Bienenpollen und Gelee Royal, werden vorgestellt.

ISBN-13: 978-3-938764-12-1 - 96 Seiten - 9,80 Euro

Erfolgreich abnehmen beginnt im Kopf

Abnehm-Irrtümer aufklären und mit neuer Motivation durchstarten.

In diesem Buch werden verbreitete Abnehmirrtümer aufgeklärt und Abnehmhindernisse erklärt. Sie erfahren, wie Sie sich mit Ihrem Unterbewusstsein und Ihrem inneren Schweinehund verbünden können, um voller Motivation erfolgreich abzunehmen.

ISBN-13: 978-3-938764-10-7 - 144 Seiten - 14,80 Euro

Weitere Informationen über die Bücher und Webseiten von Eva Marbach finden Sie auf folgender Internet-Adresse:

www.eva-marbach.com

Gicht im Internet

Im Internet finden Sie auf zahlreichen Webseiten Informationen über die Gicht.

Speziell zu dem vorliegenden Buch gibt es eine extra Webseite, auf der Sie alle Seiten lesen und durchsuchen können:

Webseite zum Buch:

www.gesundheitsratgeber-gicht.de

Webseiten über Gicht

www.hilfe-bei-gicht.de
Gicht verstehen und natürlich behandeln

www.gicht.gesund.org
Gicht: Ursachen, Behandlung, Teemischung, Vorbeugen, Purinlisten,...

Webseiten über andere Gesundheitsthemen

www.heilkraeuter.de
Heilkräuter-Lexikon, Kräuterwanderungen und vieles mehr.

www.schuessler-salze-liste.de
Schüssler-Salz-Seite mit Infos und Antlitzdiagnose.

www.homoeopathie-liste.de
Über 250 Arzneimittelbilder, Konstitutionstherapie, Potenzen.

www.lexikon-der-aromatherapie.de
Lexikon über Aromatherapie, ätherische Öle, Wirkungsweise, Anwendungen.

www.heilen-mit-schwedenkraeutern.de
Das bewährte Hausmittel gegen zahlreiche Gesundheitsbeschwerden.

www.heilen-mit-propolis.de
Die Hausapotheke aus dem Bienenvolk.

www.heilen-mit-wasser.de
Wasser als Heilmittel gegen zahlreiche Beschwerden.

www.euvival.de
Webseiten-Verzeichnis der Autorin Eva Marbach.

95

Stichwortverzeichnis